中国医学临床百家

瞿 佳 / 著

近视防控
瞿佳 2020 观点

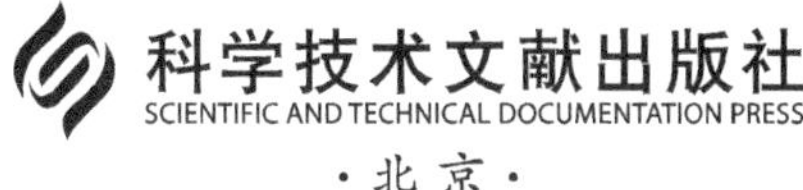

科学技术文献出版社
SCIENTIFIC AND TECHNICAL DOCUMENTATION PRESS
·北京·

图书在版编目（CIP）数据

近视防控瞿佳2020观点 / 瞿佳著. —北京：科学技术文献出版社，2020. 9（2022. 9重印）

ISBN 978-7-5189-7088-9

Ⅰ. ①近…　Ⅱ. ①瞿…　Ⅲ. ①近视—防治　Ⅳ. ① R778. 1

中国版本图书馆 CIP 数据核字（2020）第 163497 号

近视防控瞿佳2020观点

策划编辑：蔡　霞　　责任编辑：蔡　霞　　责任校对：张吲哚　　责任出版：张志平

出　版　者　科学技术文献出版社
地　　　址　北京市复兴路15号　　邮编　100038
编　务　部　（010）58882938，58882087（传真）
发　行　部　（010）58882868，58882870（传真）
邮　购　部　（010）58882873
官方网址　www.stdp.com.cn
发　行　者　科学技术文献出版社发行　全国各地新华书店经销
印　刷　者　北京虎彩文化传播有限公司
版　　　次　2020 年 9 月第 1 版　2022 年 9 月第 5 次印刷
开　　　本　710 × 1000　1/16
字　　　数　69千
印　　　张　8.5
书　　　号　ISBN 978-7-5189-7088-9
定　　　价　88.00元

序

Preface

韩启德

欧洲文艺复兴后，以维萨利发表《人体构造》为标志，现代医学不断发展，特别是从19世纪末开始，随着科学技术成果大量应用于医学，现代医学发展日新月异，发生了根本性的变化。

在过去的一个世纪里，我国现代化进程加快，现代医学也急起直追。但由于启程晚，经济社会发展落后，在相当长的时期里，我国的现代医学远远落后于发达国家。记得20世纪50年代，我虽然生活在上海这个最发达的城市里，但是母亲做子宫切除术还要到全市最高级的医院才能完成；我患猩红热继发严重风湿性心包炎，只在最严重昏迷时用过一点青霉素。20 世纪 60—70 年代，我从上海第一医学院毕业后到陕西农村基层工作，在很多时候还只能靠“一根针，一把草”治病。但是改革开放仅仅 40 多年，我国现代医学的发展水平已经接近发达国家。可以说，世界上所有先进的诊疗方法，中国的医师都能做，有的还做得更好。更为可喜的是，近年来我国医学界开始取得越来越多的原创性成果，在某些点上已经处于世界领先地位。中国医师已经不再盲从发达国家的疾病诊疗指南，而能根据我们自己的经验和发现，根据我国自己的实际情况制定临床标准和规范。我们越来越有自己的东西了。

要把我们“自己的东西”扩展开来，要获得越来越多“自己的东西”，就必须加强学术交流。我们一直非常重视与国外的学术交流，第一时间掌握国外学术动向，越来越多地参与国际学术会议，有了“自己的东西”也总是要在国外著名刊物去发表。但与此同时，我们更需要重视国内的学术交流，第一时间把自己的创新成果和可贵的经验传播给国内同行，不仅为加强学术互动，促进学术发展，更为学术成果的推广和应用，推动我国医学事业发展。

我国医学发展很不平衡，经济发达地区与落后地区之间差别巨大，先进医疗技术往往只有在大城市、大医院才能开展。在这种情况下，更需要采取有效方式，把现代医学的最新进展以及我国自己的研究成果和先进经验广泛传播开去。

基于以上考虑，科学技术文献出版社精心策划出版《中国医学临床百家》丛书。每本书涵盖一种或一类疾病，由该疾病领域领军专家撰写，重点介绍学术发展历史和最新研究进展，并提供具体临床实践指导。临床疾病上千种，丛书拟以每年百种以上规模持续出版，高时效性地整体展示我国临床研究和实践的最高水平，不能不说是一个重大和艰难的任务。

我浏览了丛书中已经完稿的几本书，感觉都写得很好，既全面阐述了有关疾病的基本知识及其来龙去脉，又介绍了疾病的最新进展，包括笔者本人及其团队的创新性观点和临床经验，学风严谨，内容深入浅出。相信每一本都保持这样质量的书定会受到医学界的欢迎，成为我国又一项成功的优秀出版工程。

《中国医学临床百家》丛书出版工程的启动，是我国现代医学百年进步的标志，也必将对我国临床医学发展起到积极的推动作用。衷心希望《中国医学临床百家》丛书的出版取得圆满成功！

是为序。

作者简介

Author introduction

瞿佳，教授、主任医师、博士研究生导师，现任温州医科大学眼视光医学部主任，兼任国家眼耳鼻喉临床医学研究中心主任、眼视光学和视觉科学国家重点实验室主任、国家眼视光工程技术研究中心主任、国务院学位委员会临床医学学科评议组成员、教育部高等学校眼视光医学教学指导委员会主任委员、中国老年医学学会眼科学分会主任委员、中华医学会眼科学分会副主任委员。《中华眼视光学与视觉科学杂志》主编、*Eye and Vision* 杂志主编。

温州医科大学原校长（2002.5–2015.10）。创建了中国眼视光学学科，建成了富有特色的眼视光医疗、教育、科学研究、科研转化综合体系，在国际眼视光学领域具有影响力。近40年的学术造诣主要聚焦在眼科临床和基础研究、近视的发生机制和临床干预研究、眼科遗传病研究等。获得两项国家科技进步二等奖，两项国家自然科学基金重点项目。国家重大基础研究发展计划（“973”计划）的首席科学家。

前 言

Foreword

两年前，我和我的团队在科学技术文献出版社的支持下，试图以临床和科学研究的事实为基础，以通俗易懂的语言多视角、多维度来阐述近视防控和诊疗这个枯燥的专业和学术知识所面临的问题、挑战和展望，于是编写了《近视防控瞿佳 2018 观点》(以下简称《观点》)。出乎意料的是《观点》发行后，收到了来自各个领域和界别的热烈反响，包括医疗卫生领域、教育领域和眼健康相关的产业领域，反馈尤其强烈的是正处于学习和成长期的儿童青少年及他们的家长，他们对这本书爱不释手，以致此书多次脱销而不得不增加印次，从人们急切地想知道近视发生发展的更多信息、防控及延缓近视发展是否有更好的方法，这也让我感受到了近视及其防控的重要性和严峻性，以及人们对寻求正确有效防控近视解决方法的紧迫感。

回想 2018 年，这一年对近视防控工作来说，确实是不寻常之年。党中央高度重视，习近平总书记多次做出重要批示，指出要“共同呵护好孩子的眼睛，让他们拥有一个光明的未来”。教育部等八部委联合发布《综合防控儿童青少年近视实施方案》，将近视防控上升为国家战略。可以看出中国从国家层面高度重视和关爱孩子的眼健康，同时以铁的决心狠抓近视防控，降低儿童青少年的近视率，各级政府、各界和各行业都倾力而为，努力让近视防控工作抓实抓细、抓出成效，这也是《观点》一书热销的根本原因。

2020 年，正好《综合防控儿童青少年近视实施方案》的颁布过去了两年，可以看到全国的近视防控工作成绩斐然，各省市都将降低中小学生近视现患率和有效控制近视作为主要工作，进行了孩子的眼健康筛查工作，不少省市都建立了形式多样的“政府引领、学校主体、专业支撑”的近视筛查、普查模式，同时通过多方资源投入，为孩子们提供科学防控和科学矫正方法与措施。各专业领域也竭尽全力为近视防控做出自己的努力，近视的原创性科学研究、近视的临床技术发展与提升、相关护眼产品的研发等都取得不少新的发展；在近视防控科普方面，教育部还专门指导成立近视综合防控专家宣讲团，开展全国各地宣讲工作，推动近视科学知识的普及；国家卫生健康委员会及中国疾病预防控制中心、各类公众媒体机构等都相继围绕儿童青少年近视防控开展各项工作。我们分析了 2019 年一些地方的学生人群近视筛查数据，比较上个学期的数据，学生近视现患率已下降了 0.5% ~ 2%。

然而，近视依然是全球面临的高发疾病，目前全世界近视受累人群超过 20 亿，预计至 2050 年将达到 40 亿。我国近视问题依然严重，40%的人口（约6亿人）受近视困扰，而且近视率和高度近视占比逐年增加。因疫情关系，2020年上半年我国学生居家并线上学习，这种突发危机处理伴随的改变，也突然间改变了学习方式和学习行为，为近视防控带来新的挑战，部分研究数据显示，学生人群的近视现患率已有明显增加的趋势。

近视防控是一项任重而道远的工作，我们需要从科学出发理解近视防控的长期性和艰巨性，同时，要时时从科学研究和临床经验中不断总结，将最新的信息准确传递给大家。

《近视防控瞿佳2020观点》延续了《近视防控瞿佳2018观点》的表述方式，保持了“专业角度传递，科普文字表述”的风格，更系统地将国内近视研究的新进展、近视防控的工作经验进行整理归类，根据人们反映的需求，有重点有针对性地分门别类。此外，我们还重点整理了近视防控中重要的环节，如近视筛查、数据分析、技术规范和科学流程等，让从事这项工作的人员有据可依；也提供了做好近视防控知识科学普及宣传等内容的模式或模板。关于近视防控观点的内容我们还会继续努力补充和完善，希望接下来每2～3年能够更新一版。

本书的著成，得益于八部委及相关领域人士对我国儿童青少年近视防控事业的热爱、责任和担当。同时感谢我们团队同事以自身在近视领域的卓越工作，让本书以崭新面貌呈现，吕帆教授继续以其广博的见解和敏锐的洞察力，一以贯之地为本书提供思路、审阅稿件，刘新婷、周翔天、徐良德、姜珺、毛欣杰、金婉卿、涂昌森、官仲章、叶捷、陈屹雅等一批优秀的年轻学者精益求精地对文稿进行反复研讨、修改和补充。最后感谢科学技术文献出版社蔡霞主任对本书出版给予的重视、支持和指导！感谢所有为促成本书出版而做出努力的人们！

瞿佳

2020 年 8 月于温州医科大学眼视光医院

目 录

Contents

做好近视防控的关键和意义

1. 近视防控，意义深远，使命重大

近视是世界范围的高发疾病。2016 年，*The Lancet* 对 328 种常见疾病的统计显示，每年因近视问题产生的医院就诊量位居全部疾病类型的第 7 位，因近视致残（盲）人数高居第 2 位。我国近视问题尤其严重，40% 的人口（约 6 亿人）受到近视困扰，超过 30 万人因高度近视并发症导致低视力甚至失明。

近 10 余年，伴随社会生活方式的急剧转变，近视相关的总体患病人数、严重视力损伤和致盲人数逐年增加。儿童青少年近视形势更加严峻。2018 年全国首次 6 ～ 18 岁近视调查显示，学龄儿童近视率达到 53.6%，高中生高度近视率高达 17% 以上（图 1）。近视已经成为影响我国全民健康和社会发展的大问题，并得到习近平总书记等党和国家领导人的重视。教育部等八部

委（现已增加至十五部委）联合印发《综合防控儿童青少年近视实施方案》，近视防控上升为国家战略。认识我国儿童青少年近视现况，建立近视防控科学体系，全面保障儿童青少年眼健康意义重大。

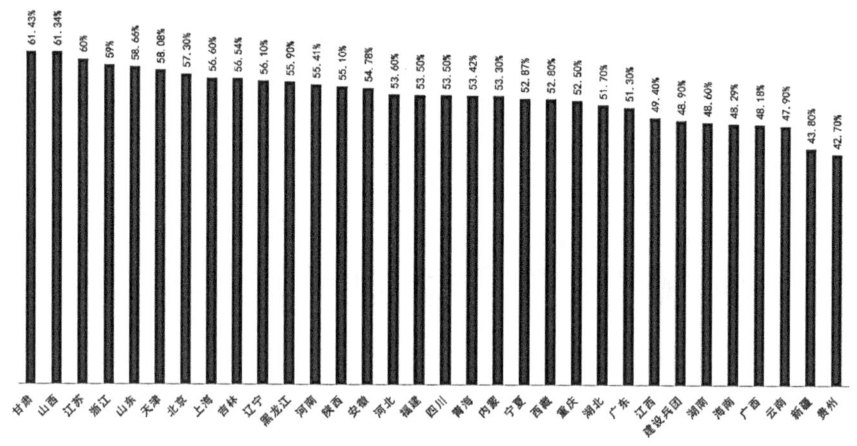

图 1　2018 年全国 32 省（市、自治区）6 ～ 18 岁学龄儿童青少年近视率

（1）近视率不断上升的严峻形势

儿童青少年近视现状严峻。中国是儿童青少年近视大国，且呈现“低龄化、普遍化、高度化”趋势。许多儿童在学龄前即开始出现近视。儿童青少年近视患病率居高不下、不断攀升，已经成为关系国家和民族未来的大问题。据流行病学统计，我国南方经济发达地区 3 ～ 6 岁学龄前儿童近视患病率为 3.7%，进入学龄后小学生每年近视发病率高达 10% ～ 20%，初中生近视患病率达到 60% ～ 80%，高中生近视患病率则达到 80% 以

上。2019 年 4 月，中华人民共和国国家卫生健康委员会（以下简称“国家卫健委”）发布 2018 年中国儿童青少年近视调查结果显示，儿童青少年近视总体发生率达到 53.6%。其中，小学生为 36%，初中生为 71.6%，高中生为 81%。2020 年 6 月 5 日公布的《中国眼健康白皮书》显示大学生近视率已超九成。世界卫生组织的最新研究报告提示，目前中国近视患者人数多达 6 亿，几乎是中国总人口数量的一半。我国儿童青少年近视率已经高居世界第一。据估计，到 2050 年我国近视患病人口将接近 9 亿，呈现出发病率高，且快速增长的趋势。

（2）近视严重影响社会及经济发展

儿童青少年近视患病率高居不下，不仅会造成军事、航空航天等有视力要求领域的人才短缺，鉴于学生近视过于普遍，我国征兵工作也遇到重新考虑视力标准的挑战。在 2003 年，对大学生入伍的要求（5 分记录法）为右眼裸眼视力不低于 4.6，左眼裸眼视力不低于 4.5；到 2014 年将该标准降低到不论学历，所有应征入伍人员的右眼裸眼视力低于 4.6，左眼裸眼视力低于 4.5 为不合格。国防安全保障问题已经出现，同时还会带来严重的社会和经济问题。普通的低中度近视，虽然可以通过眼镜或激光手术等光学矫正手段恢复生活视力，对正常的工作和生活影响较小，但是眼镜和手术的支出费用不菲，对于个人和国家都是一笔不小的经济负担。在我国，每年用于验光配镜的相关费用已达到千亿人民币，每年用于近视激光手术的费用也在百亿人民币以上。世界卫生组织统计，以近视为主的屈光不正在2004年的全球疾病负担谱中位列第14位，占全球疾病负担的1.8%，居所有眼科疾病首位；预计在2030年上升为全球疾病负担谱第8位，占全球疾病负担的2.7%。因此，近视所带来的经济负担将会持续增加。

（3）高度近视造成严重视力损伤

近视高发已经引起全社会的关注，但高度近视更让人担忧。我国更是一个典型的高度近视（近视度数超过 –6 D）高发国家。温州市中小学生（2019年）高度近视患病率为4.48%，安徽省高中生（2018年）高度近视患病率高达12.7%，国家卫健委发布全国高三年级学生（2019年）高度近视患病率占比达到21.9%，上海市高三年级学生（2019年）高度近视患病率甚至达到23.4%。

伴随近视发生年龄段提前和近视患病率上升，高度近视患者数量显著增加，高度近视并发眼底病理性改变概率也随之增加。高度近视所导致的一系列并发症，如视网膜脉络膜病变、视网膜脉络膜新生血管，甚至眼底出血等，造成不可逆的永久性视力损伤，严重者甚至失明。因高度近视所导致的并发症即使通过眼镜或手术矫正屈光问题，也不能挽回其并发症的发生与转归。因此光学矫正手段对于高度近视患者是“治标不治本”

的。高度近视目前也已经是我国第 2 位致盲原因，为不可逆致盲性眼病的第 1 位，预计不久的将来可能会上升为首位致盲原因，将是我国公共卫生事业的一大挑战。

2. 多方联合体系，是推进近视防控的关键

2018 年，习近平总书记做出重要指示，我国学生近视呈现高发、低龄化趋势，严重影响孩子们的身心健康，这是一个关系国家和民族未来的大问题，必须高度重视，不能任其发展。期望全社会都要行动起来，共同呵护好孩子的眼睛，让他们拥有一个光明的未来。

2020 年 4 月，即在抗击“新型冠状病毒”疫情和复工复产的关键时期，习近平总书记在陕西省安康市考察时，仍不忘近视防控工作，再次指出“现在孩子普遍眼镜化，这是我的隐忧”。由此可见，近视问题的重要性和其本身的现实紧迫性。

在习近平总书记亲自关注下，近视防控已经上升为国家战略，近视防控工作正在有序开展。各方积聚力量，依据教育部、国家卫健委等八部委印发的《综合防控儿童青少年近视实施方案》（以下简称《实施方案》）设定的目标，推进这项工作的有效开展。在工作推进过程中，其中最大特色是“各系统联动机制”的体系建设初步形成，并成功实践。

近视防控过程是一个循序渐进的科学过程，也是多部门协

同、全方位措施并进的系统工程，其关键环节包括儿童青少年近视本底数据的获取、针对未发生近视的儿童青少年的防控、针对已发生近视的儿童青少年的科学干预及以数据化和问题为导向贯穿儿童青少年成长全过程的近视管理。此外，近视防控科学普及将贯穿近视防控全过程，营造全民防控近视氛围，引导正确的近视防控社会风尚。

这里我们倡导建立综合防控儿童青少年近视体系，以此实现“五方联动”的具体防控，概括起来即坚持可信、可行、可及、可支付的近视防控四项基本原则；清晰本底、教医协同、一增一减、全民动员、综合防控五个基本要点。

（1）可信、可行、可及、可支付的近视防控四原则

“可信”是指能够开展科学检测并获得准确有效的近视数据。教育部近视防控与诊治工程研究中心召开近视防控专家研讨会，认为非睫状肌麻痹状态下“裸眼视力＋屈光度数”的近视普查模式，能基本准确地反映儿童青少年近视情况，可以作为近视普查的简化模式。对于普查中发现的存在视力问题、疑似近视和矫正不到位的儿童青少年，就近推荐至有资质的医院、视光中心进行进一步的检查。

“可行”是指人员分工合理，时间控制得当，能够在一定期限内完成普查和防控任务。在温州市普查过程中，尝试采用不同设备和人员组合开展试点，引入信息化技术实现检测过程数据信息的自动上传、总结，能够将平均每名学生的近视检测时间降低至22.5秒，15分钟完成一个班级（40人），约6小时完成一个学校（1000人）的检测任务，将中小学生近视普查变为现实（图2）。

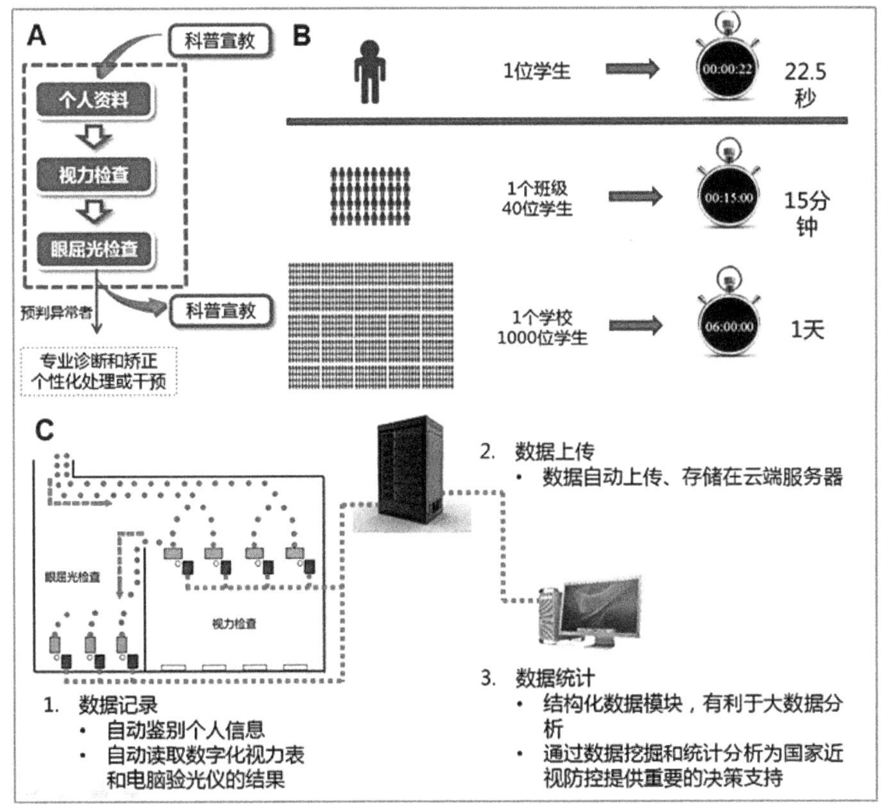

A：近视检测流程；B：近视普查效率提升示意；C：近视检测信息系统工作流程。

图2　近视普查的信息化流程

“可及”是指不仅专业人员可以参与近视防控，经过短时间培训的普通人员也能够加入到近视检测和防控队伍。在中小学生近视防控中，开展针对保健教师、校医、班主任等的近视普查培训、实践有重要意义，一方面解决了普查专业工作人员不足的问题；另一方面切实将近视防控从专业领域延伸至学校工作人员等群体，更加接地气、有针对性，扩大了防控知识、技术传播群体。这方面的尝试已经在温州市开展并取得了初步成效。

“可支付”是指减少预算和开支，即尽可能减少人力、财力和时间成本，保障近视普查和防控工作长期可持续开展。在温州市多所中小学校的普查实践中，从专业角度系统化指导开发、试用了一批标准化的新型国产屈光检查设备和信息设备，形成精品组合，实现检测和分析过程的全信息化处理。在保证准确性的检测前提下，实现人员精简一半、时间节省一倍，总成本下降2/3，有力地支持了国家开展近视普查和防控工作。

（2）以普查为驱动的“教医协同”近视防控方案

在目前的教育体系构架下，实施全面的学校、家庭教育减负时，还存在一定的实际困难，对此在实践基础上提出以普查为驱动的“教医协同”近视防控方案，可以作为将近视防控融入普查体系的新尝试（图 3）。

1）以普查工作为契机，系统性培养基层近视防控人员，建立近视防控梯队体系。即加强知识、技术培训，以保健教师、校医为主体，校领导、班主任为关键参与者的学校内近视防控

图3　以普查为载体的近视防控体系

人员支撑系统。通过普查把近视防控技术、知识带进校园，形成重视近视防控的校园氛围。

2）以普查工作为动力，将近视防控思想和科学普及知识灌输于学生和家长。给学生和家长导入“近视是一种病”的意识，通过普查过程调动儿童青少年防范近视的积极性，通过视力普查过程进行科学普及，如近视对身体的危害等，从而引导学生家长参与到近视防控之中，将其变为自觉行为。

3）以普查工作为抓手，推进教医协同，实现近视防控预警和防控指导系统建设。以科学数据为依据，对学生视力问题提出专业建议，提升家长和学生采取科学方法预防近视的能力，并做到早发现、早干预，避免近视的快速进展，严防近视快速发生，严控近视高度化。

（3）进一步建立儿童青少年近视防控长效机制

从现在起就要注重科学的顶层设计，高度重视、加大力度推进近视防控体系和长效机制建设，当前比较利于操作和推进的有序和长效措施可以概括为以下几点。

1）一减一增。落实学校课改，减轻学习压力和负担。树立学校近视防控主体地位，在重视教育问题的同时，更要关注学生的眼健康，减轻学生在校期间的学业负担，减少长时、近距看书、做作业时间。增加有效的阳光下户外活动时长，增加家庭参与，落实课外减负，形成学生、家长、教育部门、医务工作者和政府共同努力的防控局面。

2）电子产品的科学、规范使用。电子产品的过度使用已经成为儿童青少年近视高发的重要因素之一。在学校、家庭教育中引导儿童青少年科学使用电子产品，避免过度娱乐性应用，总体减少电子产品使用频率和时长。特别要加强儿童青少年在假期中的视觉健康管理，不能让电子“保姆”成为假期中的近视“杀手”。

3）科学引导视力矫正，延缓近视进展，预防高度近视形成。将普查和专业指导相结合，实现学生近视早发现、早干预，通过科学普及和专业机构诊治相结合的方式引导学生科学配镜，延缓近视进展。建立个人近视电子档案，开展信息化预警，将近视进展快（如年均进展大于 0.5 D）的个体列入预警对象，重点提示、干预，避免形成高度近视。

4）加强中小学的校园眼健康专业人员培养和近视防控设施投入。专业人才和专业设备的缺乏，尤其是基础数据调查和防控一线专业人员和专业知识、设备的缺乏是限制近视防控工作开展的重要因素。提升校园近视防控软硬件建设，增加相关人员配备和相关知识的科普宣传，强化与专业机构的联系。

5）建立近视防控科学普及系统，营造近视防控全民氛围。近视防控的关键还在于近视防控知识、技术的科学普及。对于绝大多数家长、教师和学生等社会公众而言，了解近视、清楚地知道近视形成的过程及其关键诱因和危害对于近视防控有重要的意义。对于专业的眼科和社区全科医务人员了解近视的深层次机制，及时指导存在近视风险的儿童青少进行早期检测、诊断和干预，对于预防近视形成，延缓近视进展意义重大。只有当近视防控的全民氛围形成，才能真正从根源上降低近视发生率。

（4）五方联动的具体近视防控体系

儿童青少年近视防控是一个综合工程，需要多个系统的合作与参与，主要有家庭、学校、医疗卫生机构、学生和政府部门五大部分构成。在孩子成长的各个阶段，其侧重点不同，但各司其职缺一不可。

1）家庭防控：关注两个关键阶段，采取六项有效措施，做到七要、五不要、一保持。①两个关键阶段：0 ～ 6 岁的视觉发育期；中小学的视觉成熟期。②六项有效措施：增加户外活动和锻炼；控制电子产品使用；减轻课外学习负担；避免不良用眼行为；保障睡眠和营养；做到早发现、早干预。③七要：要多在户外阳光下活动；要养成终身锻炼的好习惯；要劳逸结合，有规律的远眺；要减轻孩子课外负担；要保证孩子充足睡眠；要注意孩子视力状况和用眼卫生；发现视力问题，要及时到有资质的医疗机构矫治。④五不要：不要过度使用电子产品；不要盲目参加课外培训、跟风报班；不要在走路、吃饭、卧床、行车、暗环境或阳光直射时阅读；不要长时间、近距离用眼；不要养成挑食、偏食的不良习惯。⑤一保持：让孩子始终保持“一尺、一拳、一寸”的学习姿态，即眼睛与书本距离应约为一尺、胸前与课桌距离应约为一拳、握笔的手指与笔尖距离应约为一寸。

2）学校防控：推进一个主体地位，十项有效措施，做到八加强、八减少、一常态。①一个主体地位：落实教育部门、学校在儿童青少年近视防控中的主体地位。②十项有效措施：减轻学生学业负担；加强考试管理；改善视觉环境；坚持眼保健操、健身护眼操等护眼措施；强化户外体育锻炼；加强学校卫生与健康教育；科学合理使用电子产品；定期开展视力监测；加强视力健康管理；倡导科学护眼。③八加强：加强学校、教室健康标准的落实，保证采光、照明要求；加大改善教学设施条件力度，采购可调节课桌椅；加强教师和学生视力关注力度；增加在校户外体育活动时间；加强课堂用眼管理，动静结合，视近、视远交替；加大学校近视科普宣传力度；加大教师、课堂近视防控知识训练；加强学校医务室建设和视力健康设施配备。④八减少：减轻学习负担，"零起点"教学；减轻作业压力；减少考试次数；减去以荣誉、排名选拔学生；减少甚至消除"大班额"；减少电子产品教学时长；减轻幼儿教学负担，严禁幼儿园"小学化"；减少幼儿教学电视、投影设备使用时间。⑤一常态：将学校定期近视普查、建档和视力健康管理工作常态化。

3）医疗卫生机构防控：关注三类重点人群防护，提供三项专业支撑，落实十二个关键环节。①三类重点人群防护：0～6岁幼儿视力检查；中小学生近视预防；高度近视儿童青少年诊疗。②三项专业支撑：建立视力档案；规范诊断治疗；加强健康教育。③十二个关键环节：幼儿视力早监测、早发现、早预警、早干预；保证0～6岁儿童眼保健和视力检查覆盖率90%以上；开展中小学生视力复查，及时更新视力档案；发现视力异常和可疑眼病，提供个性化防控方案；县级以上综合医院普遍开展眼科医疗服务；针对儿童青少年近视患者采取适宜干预、治疗措施；重视高度近视患者，避免并发症发生，降低危害；制订跟踪干预措施，完善视力健康电子档案记录；开展近视防治研究，加强成果转化应用；发挥中医药在近视防治中的作用；加强近视防控专业科普教育，发挥专家指导作用；发挥公共卫生作用，发起儿童青少年和家长自主健康行动。

4）学生个人防控：注重意识提升，养成五个用眼好习惯。①意识提升：提升“每个人是自身健康的第一责任人”意识，主动学习近视防控知识，发现视力问题自觉告知师长，寻求医疗干预。②五个用眼好习惯：认真规范做好眼保健操；保持正确读写姿势；积极参加体育锻炼和户外活动；养成良好生活方式，不熬夜、少吃糖、不挑食；自觉减少电子产品使用。

5）政府部门防控：《综合防控儿童青少年近视实施方案》由教育部等八部委联合印发，并明确各自职责分工，在宏观调控，政策、人力、物力、财力等方面提供全面支持。《实施方案》指出，防控儿童青少年近视是一项系统性工程，各相关部门都要关心、支持、参与儿童青少年视力保护，在全社会营造政府主导、部门配合、专家指导、学校教育、家庭关注的良好氛围，让每个孩子都有一双明亮的眼睛和一个光明的未来。

综上，近视防控是一项系统性工程，需要持续的坚持、关注，各方广泛参与，才能够真正实现《实施方案》确定的总体目标。对于医务工作者而言，虽然已对近视防控工作做了大量的投入，取得了一定成效，但总体上看，离长期科学有效防控还存在一定的距离。在未来的工作中，如何建立、开展有效的近视防控工作仍然是一项艰巨的任务，需要每一位医疗和科学工作者倾注心血，进一步建立可信、可行、可及、可支付的防控机制，切实做好儿童青少年近视防控工作。

此外，受新型冠状病毒疫情的影响，我国儿童青少年普遍经历了漫长的居家生活和网课学习，近视问题进一步加剧，如何做好疫情后近视防控工作也是一项新的课题，需要得到更多的关注和更大力度的推动。

中小学生近视普查全覆盖及启示

3. 中小学生近视普查全覆盖具有重要意义

中小学生近视普查是近视防控工作的先决措施，也是近视防控工作顺利推进的重中之重。应对我国近视防控总体要求，近视防控工作主要以中小学生为主体展开，对中小学生进行近视普查全覆盖是首要工作。中小学生近视普查全覆盖对防控工作的开展与推进、儿童青少年眼健康、近视发生发展规律的探索、社会经济等方面均有着重大意义。

（1）如何定义“全覆盖”

何为全覆盖？我们认为至少需要做到以下几点。

1）学龄全覆盖：从小学一年级到高中三年级，做到覆盖中小学生各个学龄段。我们以学龄而非年龄为指标，①因为中小学阶段的学龄涵盖了 6 ～ 18 岁的儿童青少年，与我们近视防控需要关注的人群年龄基本重叠；②从管理的角度看，中小学生作为普查对象都包含在学校这个系统中，便于查找、管理和统计；③相关研究表明，近视与学习年龄有着密切的关系，将学龄作为指标有利于更为准确地了解儿童青少年近视的发生发展规律。

2）地域全覆盖：以一座城市为整体，做到覆盖各个村、乡、镇、市内的每一所中小学校。过去，或由于人力资源限制，或由于经济成本不足等，近视普查往往仅以某一个区、某一个镇或某一所学校为样本（实际上是筛查而非普查）。然而，即使是处于同一个城市内，各村、乡、镇、县、区等仍在发展速度、经济水平、教育重视度等方面存在着差异。因此，近视普查只有达到地域全覆盖，才能真实反映出这所城市中小学生的近视情况，并有利于探索与近视进展相关的环境因素。

3）"次数"全覆盖：以一学年两学期为一个周期，每学期至少完成2次近视普查。儿童青少年从近视发生到发展是一个动态的过程，一年多次的普查数据，能够及时了解一个区域、每所学校乃至每一位孩子的近视变化情况，有利于探索造成近视变化的直接因素和间接因素，从中找寻更为科学有效的近视防控措施。

做到以上几点"全覆盖"，达到接近100%的中小学生覆盖率，能有效减少系统误差和随机误差，提升儿童青少年近视数据的信效度，使其更为全面且可靠；能有效降低我们进一步分析近视发生发展相关因素时犯一类错误和二类错误的风险，提高检验效力，以准确把握近视发生发展的危险因素及近视防控的有效措施。

（2）“全覆盖”是科学，更是“社会福利”

“全覆盖”的近视普查是一项科学工作，也是一项社会工作，它能提供近视发生发展相关因素的重要线索，为提出更科学的防控措施提供科学依据，为儿童青少年眼健康提供科学指导，也是近视防控工作推进的重要举措，覆盖每位学生，惠及每个家庭，为每一位孩子、每一个家庭带来福利。

从静态角度看，提供某一个时间点客观准确的数据，让有关部门可以科学了解每一个孩子的近视情况，掌握每一个地区的近视现状。从动态角度看，提供了某个时期的客观变化，让有关部门掌握每一个孩子的近视进展，了解近视防控措施的有效性，形成以客观数据为硬道理、以动态指标为趋势预判的数据表达，将对近视防控个性化方案的制定、执行和管理具有指导意义，是近视防控工作的基础，同时也是近视防控效果评价的重要参考指标。

“全覆盖”的策略和目标会促使普查系统想尽一切方法让所有孩子参与其中，让每一位孩子及其家长了解自己及自己孩子的眼健康情况，是科学，更是“福利”。通过近视普查建立：

①独属于每一个孩子的视觉健康档案，有助于建立完备的视力健康跟踪和预警机制，让每一个家庭准确及时地知道孩子的近视情况及变化情况，并能享受到有针对性的科学防控近视的建议和方法。②从流行病学角度来研究，自然环境、教育环境及家庭环境等因素均可能对近视发生发展产生影响，能够以此找寻影响近视发生发展的关键问题，对了解近视发生发展规律有着重要的科学意义，也能为探索延缓近视进展的可行办法提供有效线索。③通过近视普查，了解近视的高危因素，给予有效措施进行干预以预防儿童青少年近视的发生和进展，防范在先，精准施策，让儿童青少年近视可防可控。

（3）做到“全覆盖”，需要解决几大关键点

中小学生近视普查全覆盖并非一蹴而就。近视普查全覆盖面向所有地区所有学校的中小学生，且一年需要进行4次，量大且面广，必须达到以下几个条件，而且必须一直坚持做下去。①可行：抓住关键参数，在简单快速检查的同时，能够获得客观可靠的结果数据；将教师培养成为检查人员，以解决医疗工作人力资源不足的问题；结合人工智能和大数据云平台，使数据的记录和储存方便且安全。②可及：综合考虑检查手段、仪器设备、人力资源等因素，节省开支，将经济成本控制在政府等方面可承担的范围内。③可持续：各相关系统紧抓不懈、持之以恒，设备和人力资源需要稳定循环使用，以减少经济支出，使近视普查成为一项长久且可持续的近视防控举措。

而要达到以上条件需要几个大型工作系统：科学的顶层设计、管理与运行系统、多方联动保障普查全覆盖顺利开展；强大的技术平台和强大的数据库及其分析能力简化筛查工作，确保大数据安全储存与正确分析；隐私保护法律系统的有效运用以保证每一位孩子的信息安全及普查数据安全等。

4. 中小学生近视普查全覆盖的具体实践

社会重视、国家支持、经济发展、技术创新，全国各省市都在为如何科学高效地实施中小学生近视普查出谋划策。随着近视防控工作上升为国家战略，各省市相继开展近视普查。其中，北京、上海、湖北、山东、浙江、广东等都有非常有意义、有成效的普查探索及实践，这里以温州市百万中小学生近视普查全覆盖为典型案例，探索如何将工作落实。

（1）政府支持、多方联动

为落实《实施方案》要求，温州医科大学附属眼视光医院作为教育部近视防控与诊治工程研究中心的依托单位，携手温州市政府、市教育局、市卫健委，成功建立“政府引领、学校主体、专业支撑”的近视普查和防控的“浙江模式”。

在温州市委市政府支持下，“明眸皓齿”行动在2018年7月被提出，经多次研讨、审阅、批示后形成科学可行的《温州市儿童青少年“明眸皓齿”工程实施方案》，并在市人大常委会议上经全体代表投票表决被选为温州“十大为民办实事项目”之首，至 2019 年 3 月项目正式启动并发布实施方案，由温州市教育局牵头负责“明眸皓齿”近视防控工作，并依托温州医科大学附属眼视光医院设立温州市儿童青少年近视防控工作指导中心。

方案提出至 2019 年 3 月为准备启动阶段，计划制定出台实施方案，建立领导组织机构和技术指导中心，开展视力普查试点准备和宣传工作；2019 年 4 月至 2023 年 12 月为组织实施阶段，2019 年 5 月底前完成视力检测设备采购和人员培训，2019 年 6 月实施第一次全面普查，落实一学期两次普查任务；2024 年 1 月至 2030 年 12 月为巩固提升阶段，持续推进总结提高，率先实现防控目标，建立长效机制，巩固提高工程成效。

之后，经过短时间的筹备，在温州市委市政府领导下，温州医科大学附属眼视光医院提供专业支撑，全市教育、卫生部门、学校有效配合及共同努力，先后完成了全面动员、前期培训、设备采购、广泛宣传等准备工作，于 2019 年 6 月全面开展世界首例全市域百万中小学生近视普查，并于 2019 年 9 月、12 月和 2020 年 5 月分别进行了第二、第三、第四次的百万中小学生近视普查，完成一年 4 次的普查指标。

百万中小学生近视普查全覆盖工作能够顺利提出并实施，政府的支持和多方联动起着重要作用。

（2）科学设计：参数、流程、数据化、固定化

综合考虑近视普查的可行、可及、可持续性，近视普查方案选定了3个客观、经济、可追溯、能有效管理的关键参数：①一般信息；②视力；③屈光度数。

指导开发儿童青少年近视防控信息系统（图4），使整个普查流程实现数字化管理：被检测者的一般信息，包括姓名、身份证号和学号，根据学校提供的学生信息形成个人信息二维码，在检查时使用系统APP，扫描二维码读取个人信息；视力检查使用对数视力表，设备包括标准对数视力表灯箱和数字化液晶视力表，使用5分记录法数字化记录视力结果；眼屈光检查则使用电脑验光仪，与系统APP连接，电脑验光结果将自动记录并显示在系统上。相比以往单纯的视力筛查，检查增加了客观屈光检查，结合两种数据，并相应增加了数据比对，可以比较科学地提供学生的视力和屈光状态，为学校和家长更好地提供视力预警。

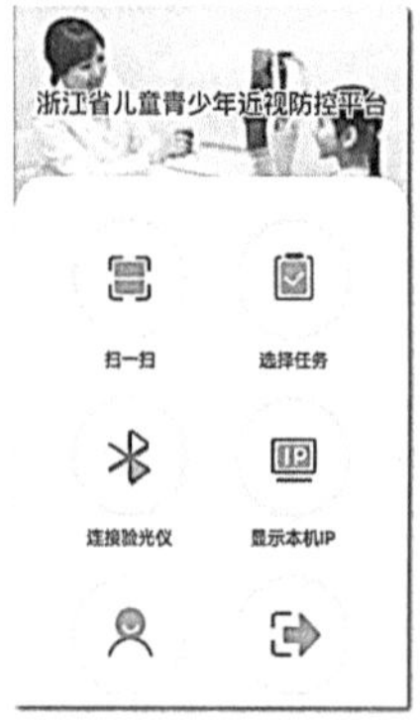

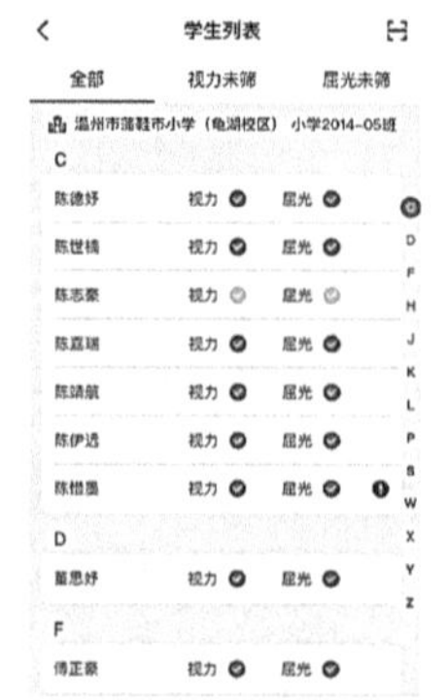

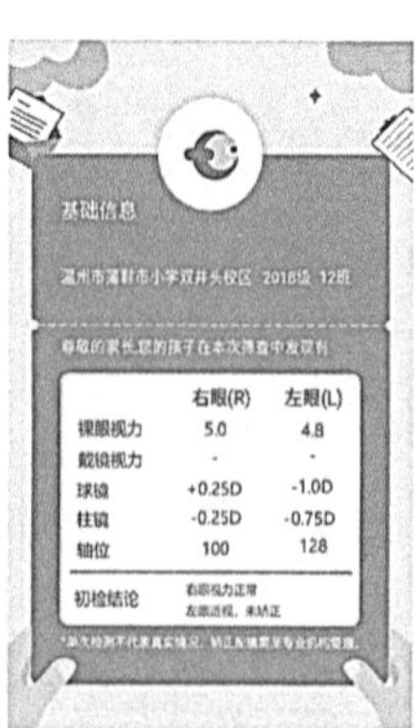

图4 儿童青少年近视防控信息系统

为了使普查工作更为标准化和规范化，我们建立了近视普查的规范流程（图 5）：①使用儿童青少年近视防控信息系统，通过二维码扫描读取个人信息；②进行视力检查，数字化记录视力结果；③进行眼屈光检查，并自动记录电脑验光结果；④数据可通过蓝牙自动上传至云端服务器，以便进行数据的挖掘和统计分析。据统计，每一位学生完成整个流程仅需 22.5 秒，完成一个班级 40 个学生的所有检查仅需 15 分钟。

经过科学探索总结而成的以上 3 个关键参数，且结果数据化、检查流程化及流程固定化的近视普查方式是百万中小学生近视普查全覆盖得以实现的另一大关键因素。

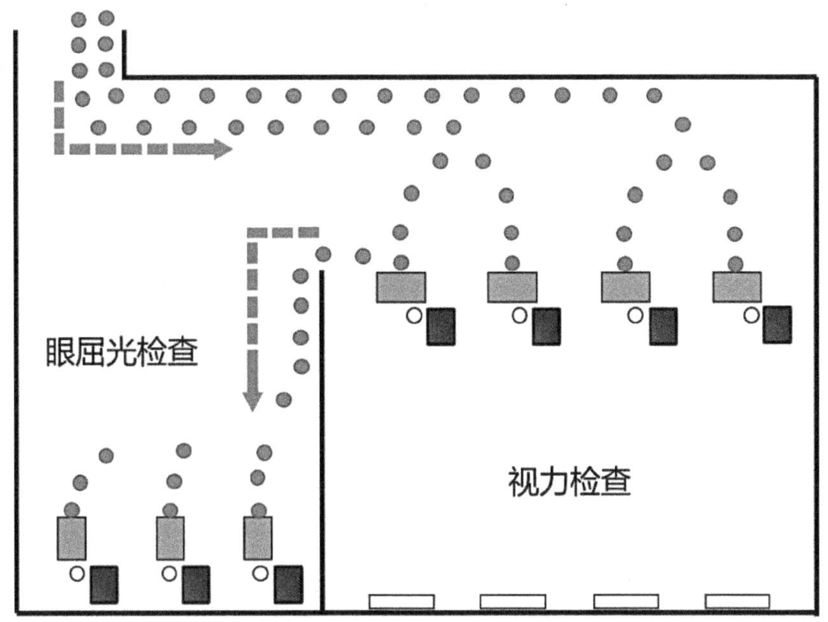

图 5 温州市百万中小学生近视普查流程

（3）社会各界联动性持续支撑

在《实施方案》中明确表达了儿童青少年近视防控需教医协同。其关键在于“教育”在先，防控的主体人群大部分正在中小学读书学习，而学习是直接影响近视的重要因素，孩子自己、家长、学校及其老师就成为最重要的近视防控工作主体。因此，学校主要负责学生普查和检查是最可行的近视防控基础。

以往20余年，我们一直进行从幼儿园到高中各学段的学生视觉公益筛查，但由于医务人员资源的有限、学生人群数量相对庞大及普查信息系统的限制，只能限制在小范围学校内进行力所能及的筛查，往往不能及时进行数据分析和给学校家长提供及时的预警信息。

眼视光体系通过专业设计和引领，结合教育部门获取系统学生数据库；指导企业开发网络化检测设备和信息化防控系统为近视普查数据的收集和存储提供技术支持；通过培训教师进行客观操作及智能化视力检测，使老师们可以灵活地根据学生作息时间进行普查，极大地提高了效率，筛查模式对进一步需要到医院检查的学生提供了就医依据；医务人员也可以针对筛查出来的学生进行仔细的医疗检查和近视干预，并对学校和家长进行科普知识教育，老师们也能更好地掌握更多的护眼常识，发挥教育者的作用；此外，与政府和事业机构合作形成严谨的数据使用标准和严密的执行规范，将近视普查数据纳入到城市的大数据管理中，使数据的存储更为安全，也使数据的应用更为广泛，为城市健康建设提供科学指导。

无论是教育系统的主导和支持，眼视光学系统的科学设计和全面规划，或是企业开发、城市管理，均是百万中小学生近视普查全覆盖成功实施的重要支撑条件。

温州市百万中小学生近视普查，形成了“可信、可行、可及、可支付”的筛查模式。据统计，温州市投入1667万，设备可以使用3～5年时间，加上每年4次给参与检测的教师相应的劳务补助，人均经费在12元/（人·年）以下。相比其他检测方式，政府完全可以承担。因此，只要把握以上关键点，中小学生近视普查全覆盖是切实可行的。

5. 百万近视普查数据对防控工作的启示

以温州市百万中小学生近视普查工作为具体案例，自2019年6月起，温州市已经连续开展4次近视普查工作，分别于2019年6月、9月、12月和2020年5月进行，每次均完成100万以上近110万名中小学生近视普查工作，全市中小学普查率高达99.5%以上。百万中小学生近视普查正在以下几个方面呈现有价值的数据，给予我们诸多启示。

（1）了解儿童青少年近视客观状态，防控对象更加清晰

以第一次普查工作为例，2019年6月1日至6月30日，普查学校 1333 所，温州市在籍中小学生 1 060 925 人，收集检测数据 1 054 251 条，普查率 99.58%。各地普查人数情况见图 6。

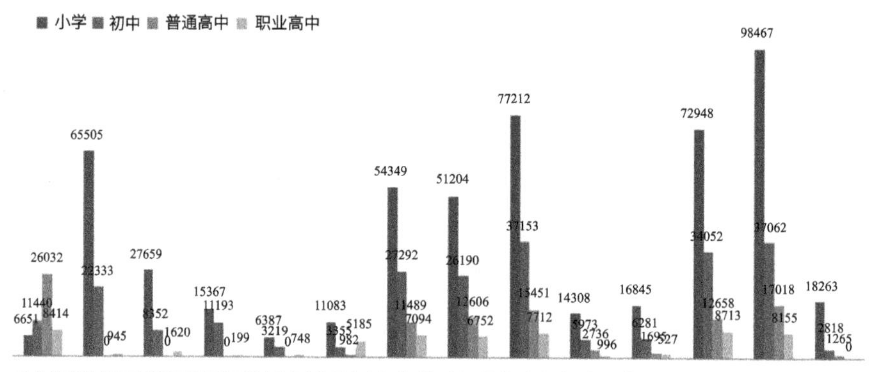

图 6　温州市（各区、县）近视普查情况

1）各年级近视率持续增长，远视储备普遍不足。全市总体近视情况表明（图 7），中小学生近视率高达 56.07%。小学、初中、高中近视率分别为 38.29%、77.57% 和 84.38%，随年级增长而不断攀升。全市小学阶段各年级平均近视增长率高达 10.5%，初中阶段平均近视增长率 5.04%，高中阶段平均近视增长率 1.67%。按年龄分析发现，各年龄段近视率变化与年级变化相仿：温州市 7 ～ 18 岁儿童青少年近视率随年龄的增长持续升高。上述结果提示小学阶段依然是近视的快速增长期和防控关键期。

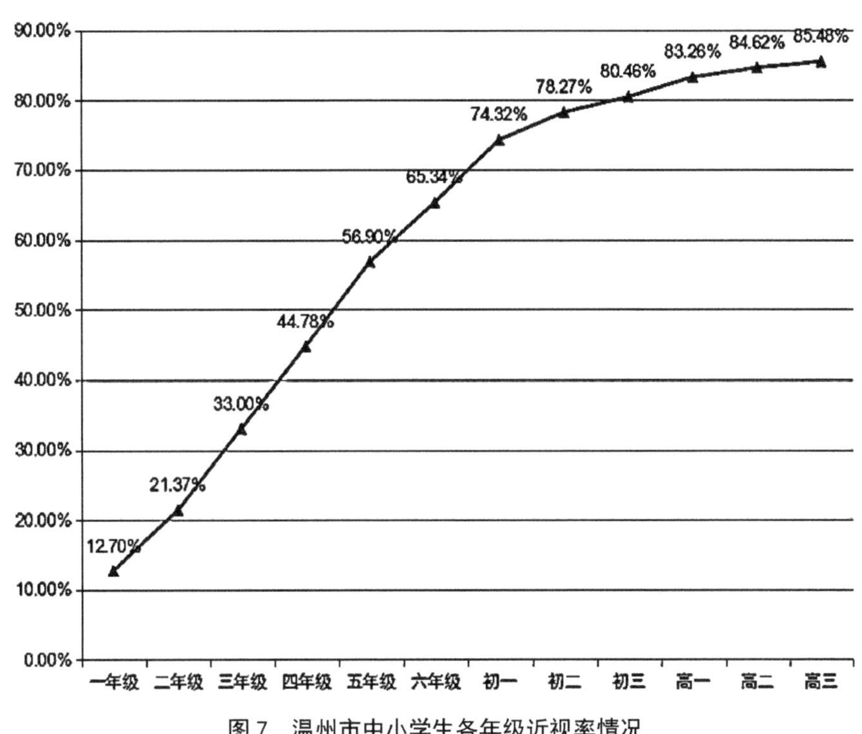

图 7　温州市中小学生各年级近视率情况

对温州市中小学生的屈光度数进行分析，温州市各年级双眼球镜度数（衡量眼屈光水平的参数，0 表示正视水平，正值表示远视水平，负值表示近视水平，正常 0 ～ 12 岁儿童青少年应呈正值状态，即远视储备）数据详见图 8，左眼球镜情况略好于右眼。各年级中小学生平均球镜水平持续下降，三年级以上平均球镜度数为负。总体而言，中小学生远视储备明显不足，低龄中小学生近视预防意义重大。

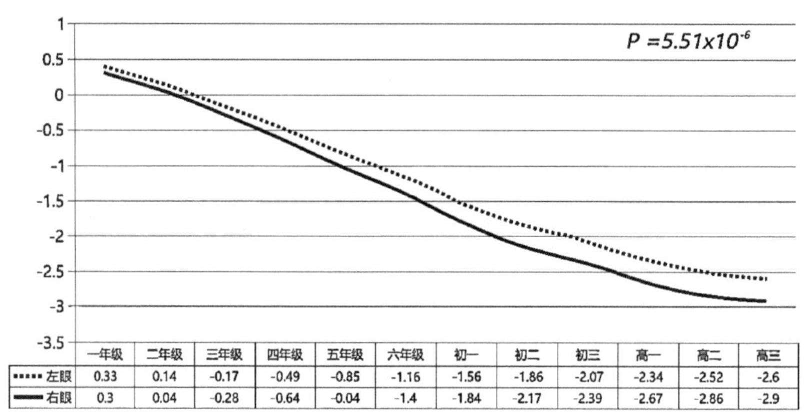

	一年级	二年级	三年级	四年级	五年级	六年级	初一	初二	初三	高一	高二	高三
左眼	0.33	0.14	-0.17	-0.49	-0.85	-1.16	-1.56	-1.86	-2.07	-2.34	-2.52	-2.6
右眼	0.3	0.04	-0.28	-0.64	-0.04	-1.4	-1.84	-2.17	-2.39	-2.67	-2.86	-2.9

图 8　温州市各年级双眼球镜度数情况

2）同学龄阶段女生近视率总体高于男生。学龄阶段，男女生近视情况存在显著差异。值得关注的是，一年级男女生近视率无显著差别。小学阶段，男女生近视率差值持续增大，最大差值为 8.38%（六年级）。女生近视率高于男生。

3）不同学校近视率存在显著差异。①城乡学校近视情况：城镇学校总体近视率为 57.09%，农村学校总体近视率为 50.14%，城镇、农村学校近视率平均相差约 7%。可能是经济、教育程度差异导致上述城乡之间的近视率差异。②重点、非重点学校近视情况：省级重点初中近视率超过 82%，高中近视率超过 90%，各阶段重点、非重点学校近视率存在显著差异。学习强度大可能是加剧近视形成的重要原因之一。③不同类别学校近视情况：小学阶段，武术学校近视率为 17.96%，显著低于同阶段常规学校，常规学校近视率为 35.95%。初、高中阶段，武术学校、体育学校、职业高中近视率显著低于常规学校。进一步提示，近视可能与近距离用眼强度、户外活动时长等因素存在内在关联。

（2）防控重点：未近视者

2019 年 9 月，温州市完成了第二轮中小学生近视筛查，建档人数 1 079 932 人，结果显示，小学、初中、高中近视率分别为 30.85%、73.97% 和 84.10%。9 月份小学、初中、高中近视率比 6 月份平均降低分别为 7.27%、3.58% 和 –0.1%（图 9），这可能是学生结构变化（一年级新入学，初三、高三学生毕业）导致的，这也提示了要想降低近视率，我们应该将防控重点放在未近视者。

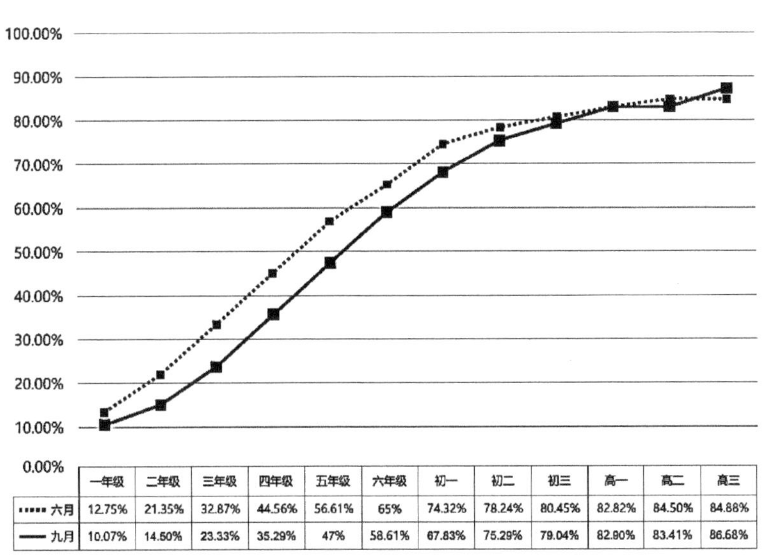

	一年级	二年级	三年级	四年级	五年级	六年级	初一	初二	初三	高一	高二	高三
六月	12.75%	21.35%	32.87%	44.56%	56.61%	65%	74.32%	78.24%	80.45%	82.82%	84.50%	84.88%
九月	10.07%	14.60%	23.33%	35.29%	47%	58.61%	67.83%	75.29%	79.04%	82.90%	83.41%	86.68%

图 9　温州市中小学生 6 月、9 月各年级近视率情况比较

（3）提早教育是诱导近视发生的重要元素

按出生年月（2006 年 9 月—2012 年 8 月）对小学生近视情况进行统计，结果显示：同一年龄段，8 月（41.56%）、9 月（33.83%）出生的小学生近视率相差 7.73%，存在显著差异。我国教育部门规定，9 月后出生的孩子需推迟一年入学，因此，同龄 8 月出生的孩子往往比 9 月出生的孩子早上一年学，这导致了近视率之间的差异，表明提早的学校学习生活是诱导近视发生的重要元素，与近视早期形成有密切联系。

（4）高度近视的防控，更加严峻

2019 年 6 月第一次百万中小学生近视普查结果表明，全市高度近视率 4.48%，高度近视人数超过 45 000 人。小学、初中、高中高度近视率分别达到 0.95%、6.89% 和 12.96%，高三年级 16.17%。高度近视率随年级增加呈指数型增长，小学阶段年均高度近视增长率 0.28%，初中阶段年均高度近视增长率 1.41%，高中阶段年均高度近视增长率 1.24%（图 10）。因此，高度近视形势严峻，初、高中阶段是高度近视防控的关键时期。

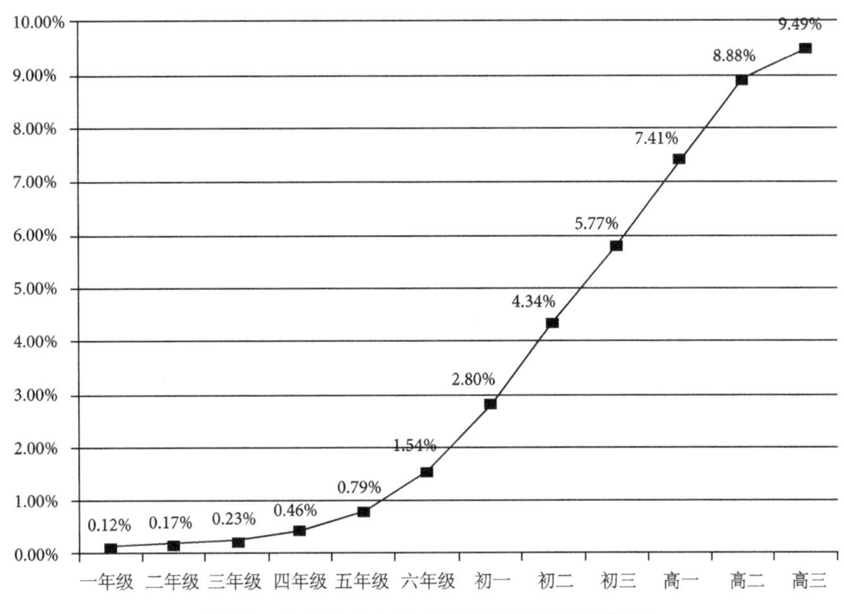

图 10　温州市中小学各年级高度近视率情况

（5）全面筛查可指导近视学生及时就医矫正

9 月份全市近视矫正比率均明显升高，情况显著好于 6 月。9 月份全市总体近视未矫正率下降 2.32%（27.12%，24.80%），欠矫率下降 2.50%（8.56%，6.06%），提示全面筛查、建档起到了指导近视学生及时就医矫正的目的（图 11）。

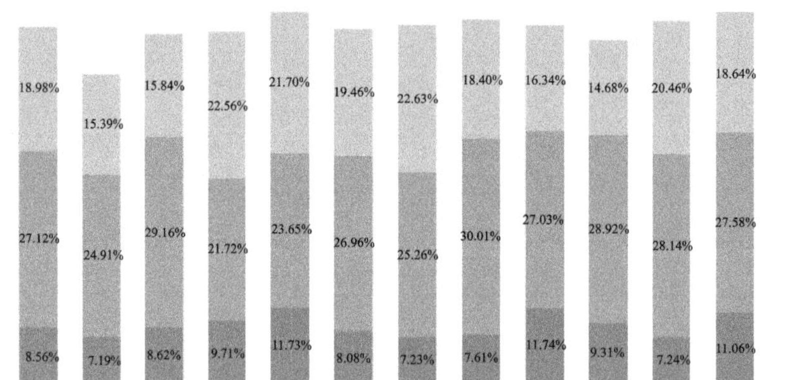

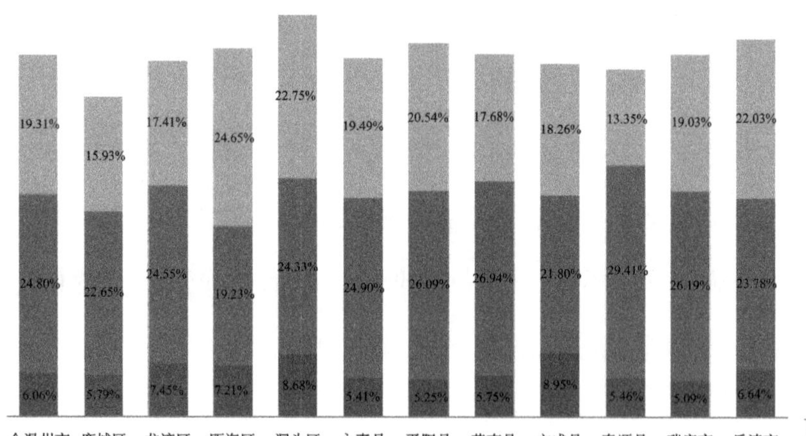

A：6 月份温州全市总体的近视矫正情况；B：9 月份温州全市总体的近视矫正情况。

图 11　温州市中小学生 6 月、9 月总体的近视矫正情况比较

温州市百万中小学生近视普查，让我们清晰地认识到当前中小学生近视现状及高度近视情况是极其严峻的。确定小学生，尤其是未近视者是近视防控需要重点关注的对象，并明确

社会经济发展和学校教育教学等相关因素对中小学生近视情况存在一定程度的影响，也为探索影响近视发生发展的关键环境因素提供了科学依据。

期望全社会都行动起来，共同呵护好孩子的眼睛，让他们拥有一个光明的未来。

6. 疫情期间、疫情后中小学生近视防控新态势

疫情期间，儿童青少年由于居家学习上网课，户外活动减少，电子产品使用率明显上升，致使近视率呈现增加趋势。2020 年 6 月，教育部对全国 9 省 14 532 名中小学生进行了视力调研。调研结果显示，相较 2019 年年底数据，小学生近视率增加 15.2%，初中生近视率增加 8.2%，高中生近视率增加 3.8%。近视率平均增加 11.7%，近视防控形势不容乐观。

浙江省温州市于 2020 年 5 月 25 日至 6 月 19 日有序开展疫情后超百万中小学生近视普查，科学分析研判疫情防控期间小学、初中、高中等各年级段学生的近视发展态势。据统计，温州市目前在册中小学校 1333 所，在籍中小学生 1 100 809 名，共完成 1 091 791 名学生视力和屈光度检查，普查覆盖率超过 99%，确保了数据真实性、全面性、系统性。与前三次超百万中小学生近视普查结果比较发现，温州市疫情后中小学生近视情况同样不容乐观。

（1）数据比较：低龄近视增加明显，高中高度近视增长较快

1）各年级段近视率普遍升高（表1）。全市2020年6月中小学生近视率为57.75%（男生近视率55.42%，女生近视率60.58%），其中小学、初中、高中（含职高）近视率分别为40.78%、77.98%、84.69%。与2019年6月相比，小学、初中、高中各阶段近视率分别升高2.66%、0.43%和0.69%，与2019年12月相比，小学、初中、高中各年级段近视率分别升高8.24%、2.96%和0.49%。全市13个县（市、区）小学、初中各年级段近视率明显升高，高中阶段近视率基本持平。而2019年由国家卫健委、教育部、财政部联合开展的温州市中小学生近视调查发现，2019年12月近视率已比上一年度下降1.45%（54.50%→53.05%）。

表1 新冠疫情对全市域百万中小学生近视的影响

年级	2019年6月近视率	2020年6月近视率	近视率
一年级	12.75%	15.90%	↑ 3.15%
二年级	21.35%	24.04%	↑ 2.69%
三年级	32.87%	35.23%	↑ 2.36%
四年级	44.56%	47.90%	↑ 3.34%
五年级	56.61%	57.87%	↑ 1.26%
六年级	65.00%	67.21%	↑ 2.21%
初一	74.32%	74.01%	↓ 0.31%
初二	78.24%	78.88%	↑ 0.64%
初三	80.45%	81.34%	↑ 0.89%

续表

年级	2019 年 6 月近视率	2020 年 6 月近视率	近视率
高一	82.82%	83.46%	↑ 0.64%
高二	84.50%	83.78%	↓ 0.72%
高三	84.88%	87.55%	↑ 2.67%
小学合计	38.12%	40.78%	↑ 2.66%
初中合计	77.55%	77.98%	↑ 0.43%
高中合计	84.00%	84.69%	↑ 0.69%

2）低龄段学生影响更为显著。数据显示，全市范围的低年级小学生远视储备明显下降，一年级平均远视储备已为负值；小学阶段每年级近视率平均增加 10.26%，其中小学一年级近视率升高 3.15%，近视率达到 15.90%。

3）高三年级高度近视增长较快（图 12）。高度近视率（4.94%）比 2019 年 6 月上升 0.46%。高中阶段高度近视率达到 14.18%，其中高中三年级高度近视率高达 17.03%。高度近视增长和过度用眼有重要关系。据温州医科大学学生近视防控宣讲团开展的调查显示，新冠疫情期间 3338 名初、高中学生网课学习中，53.4% 的学生每天居家使用电子产品时长超过 4 小时，高达 82% 的学生居家网课学习期间自感视力下降（55.6%）、眼睛酸胀流泪（51.3%）、视物模糊（42.9%）、眼睛刺痛（39.4%）等可能引发或加剧近视程度的症状。

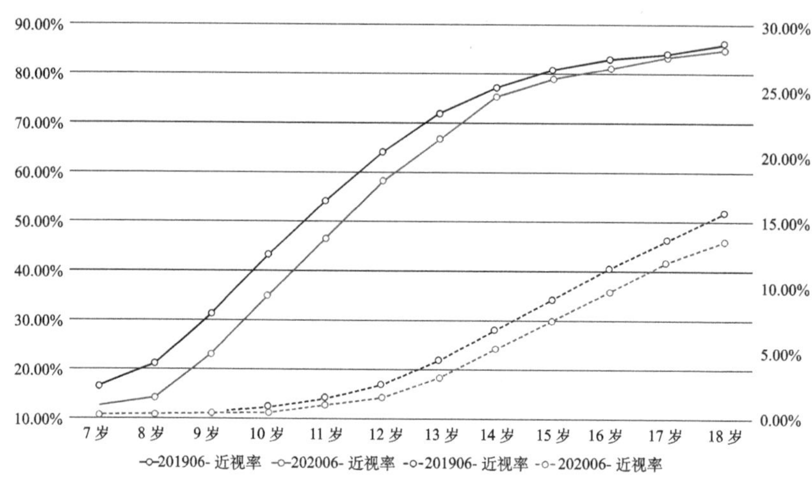

图 12 温州市中小学生 2019 年与 2020 年近视率比较

（2）原因分析：户外活动大幅下降，电子产品使用过量

综合分析其主要影响因素可能包括：

1）电子产品使用过度。网课学习期间，虽然国家大力倡导科学用眼、防控近视，但中小学生仍普遍存在过于频繁、不正确使用电子产品的现象，尤其是过多近距离使用电子产品，对眼健康的影响不容忽视。

2）户外运动大大减少。受疫情影响，中小学生超 3 个月连续居家学习生活，日均户外活动量大幅下降，缺少阳光导致眼轴增长过快，对小学低年级学生（6 ～ 10 岁）的影响最大。

3）近视没有及时矫正。长时间居家学习中，许多中小学生视力发生了变化，但因为无法去医院及时检测并有效矫正。此次普查中，中小学生近视欠矫率为 28.69%，比去年同期上升 1.52%。

4）环境改造被迫延后。不少中小学校原计划利用寒假推进教室健康照明、桌椅、运动场等校园环境改造工程，此次受疫情影响被迫搁置延后。

（3）防控对策：开展视力普查建档，积极引导、科学干预

在疫情防控常态化阶段，要贯彻落实好习近平总书记关于学生近视防控的重要指示精神，实现学生学习和近视防控“双胜利”，更应发挥政府主导、教医协同、家校联动机制，推进科学用眼，防控近视发生发展。关键对策包括：①重视电子产品规范管理，降低在线授课时长，加强对学生的正确引导，尽量减少不必要的电子产品使用。②各中小学校、幼儿园应加强学生、教师、家长近视防控科普宣传，充分鼓励学生课间、课外、课后积极参加户外体育运动，增强体质，防控近视。③鼓励各地全面开展儿童青少年（包括 0 ～ 6 岁幼儿）视力普查和屈光电子建档，做到儿童青少年近视问题早预防、早发现、早干预。④各地教育、卫生部门应加大学校采光照明、调节式课桌椅调整，有条件的地区应加强投入，提升学校用眼卫生条件。⑤已发生近视的儿童青少年要及时、尽快到正规医疗机构复查，及时更换眼镜，进展过快的学生还应在医生指导下进行有效干预，避免近视度数加深加快，避免高度近视发生发展。

7. 高度近视需要“高度关注”

高度近视指近视度数在 600 度以上或眼轴长度大于 26.5 mm 的近视。高度近视一般分为两类：一类是单纯性高度近视，这类近视虽然近视度数高，但成年以后可趋于稳定，矫正视力一般正常或接近正常，眼部损伤不明显；另一类易发展为病理性近视，这类近视成年后度数仍然不断加深，并伴有一系列眼底并发症，如后巩膜葡萄肿、眼底出血、黄斑部病变等，导致不同程度的视觉损伤，甚至致盲。部分患有高度近视的青少年，通过角膜近视手术等方式将近视度数降低或消除，但没有将高度近视所蕴含的眼底病变根源消除。这类人群更应提高警惕，注意科学防范，减少眼底病变等并发症的进一步加重。

（1）高度近视发病率逐年增加

2018 年首次 6 ～ 18 岁全国中小学生近视调查显示，学龄儿童近视率达到 53.6%，高中学生高度近视率高达 17% 以上，据研究，至 2050 年全球高度近视人口比率预计从现在的 3% 增加至 10% 以上。受高度近视眼轴过度增长影响，受累患者易于出现视网膜劈裂、视网膜脱离、黄斑裂孔、黄斑变性等并发症，造成视力严重下降，甚至失明。目前，因近视致残人数已高居所有眼部疾病的第 2 位，这一情况将伴随高度近视发生率的增加和高度近视患者年龄的增长逐步恶化。预测高度近视所致病理性近视迅速将成为致盲的首要原因。

（2）病理性近视危害严重，且眼底损伤不可逆

病理性近视的一般性特征改变包括视盘周边萎缩弧、豹纹状眼底及后巩膜葡萄肿、黄斑区漆裂纹、Fuchs 斑等改变。后期随着病情的发展，可出现脉络膜新生血管、黄斑出血、黄斑裂孔、视网膜脱离等改变，这些病理改变常会引起矫正视力明显下降，甚至致盲。

（3）病理性近视虽有一些临床矫治的方法，但不能根治“病因”

1）病理性近视目前有一些临床矫治的方法，主要有以下几种：①框架眼镜，对于度数高的近视患者，框架眼镜存在视网膜像缩小、镜片周边部分像差大等缺点，可导致视觉质量下降。高度近视镜片较厚、较重，容易在鼻梁留下压痕，长期配戴会导致眼睛外观缩小、影响容貌等情况。因此，高度近视的框架眼镜在验配时，需要注意选择镜片的材料（如高折射率镜片）、非球面设计、小直径眼镜框（减少镜片直径）等因素，以减少框架眼镜本身存在的问题。②隐形眼镜，与框架眼镜相比，隐形眼镜的优势是视网膜像大小影响减少，可保持自然外观。在隐形眼镜类型中，硬性隐形眼镜的优势是通过泪液镜矫正部分角膜散光，可提高视觉质量。隐形眼镜需要规范取戴和定期护理，相关的眼表安全也要特别注意。③屈光手术，屈光手术是高度近视的矫治方法之一。选择角膜屈光手术时，要特别关注角膜的安全厚度。目前角膜屈光手术能满足部分高度近视患者手术的要求，但当患者的角膜过薄或度数过高，导致术后预期残留角膜厚度过薄时，建议选择眼内屈光手术。④后巩膜加固术，部分极高度近视患者，其眼底病变明显，且病变呈现进展性，尤其是出现了严重的后巩膜葡萄肿、视网膜劈裂等，则可以考虑行后巩膜加固术。后巩膜加固术是通过生物材料包绕在眼球后极部葡萄肿处，通过物理收束力加固巩膜。后巩膜加固术可以有效地减缓眼轴延长，改善视网膜病变。但由于缺少大规模临床研究的循证医学证据，需慎重对待。

2）病理性近视目前没有根治“病因”的方法。高度近视除了屈光矫正的特殊性外，最大的担忧就是眼底发生病变，以及病变带来的对视觉功能的不可逆损伤。现代的眼科技术带给了医生高质量的屈光矫正选择的机会，部分高度近视患者会选择屈光手术，并因此而得到很好的矫正效果。不少患者以为摘掉了眼镜、看清了世界就可以高枕无忧了，殊不知有可能其眼底病变还在悄然进展。因此，高度近视患者在屈光矫治后，还应该继续关注高度近视带来的眼底病变，部分眼底病变可以通过早发现、早预防、早治疗来减少其视觉危害。

目前临床上普遍采用的近视矫正方法都是根据近视的光学成像原理，通过在人眼的不同位置“附加”不同的负屈光力部件，使得光线能会聚在视网膜上，从而达到清晰成像的目的。

简而言之，目前所有的屈光矫正手段均是应用于眼前段的屈光力设计，即通过改变光学系统、光学镜片、隐形眼镜、在角膜上手术、改变晶状体的屈光力等实现改变人眼屈光力的目的。若高度近视患者为病理性，其眼后段组织（视网膜、脉络膜、巩膜等）继续发生病理改变，虽然临床上针对近视度数进行了完美的光学矫正，这些矫正手段均不具备对近视病因的治疗作用，不能根治近视。眼底组织的进行性改变不会随光学矫正而停止，针对病理性近视的防治工作，除了恰当的光学矫正外，应当包括定期的眼底组织检查及相应的处理。

近视防控知识的科学普及与宣传

8. 近视防控科普有其“普识性”和“专攻性”

家家户户都有人近视，每个年龄段都有较大比率的近视人数，儿童青少年的近视呈现变化趋势，需要家人和社会关心关注、参与监督防控措施的落实等，因此，应该让所有的人都了解近视防控，近视防控的科学普及工作非常有意义。

（1）近视防控的科学普及要做到“普识性”

近视的学习普及要有“普识性”，即让所有的人都能听得懂近视的科学知识，人人都能参与其中，应该达到以下几个特点：①概念或定义要简单、直接，如近视的定义，不用通常的光学成像原理来表示，而是表达成最直接的症状（眼睛能看清近物，却看不清远物）。②一眼能看得懂的形式，如近视为什么看不清楚，度数为什么加深了，用漫画、视频等描绘，展示近视眼睛的变化。③讲现象，如如何发现孩子近视了，则可以这么描述：当孩子在看黑板或电视时表示看不清楚，常出现眯眼；玩手机、平板等电子产品时，屏幕与眼睛距离越来越近，那么孩子就有可能出现了近视。

虽然使用朴素且直白的语言或文字，但信息方面要非常精准恰当，科学可靠，且具有信服力，例如：①把户外活动和学习姿势作为最重要的防护措施，语言非常坚定，不用模棱两可的迟疑语气，可以用“有效、经济、健康”这样的词句。②描述现有的科学研究也非常直白，如近视目前还没有根治的方法，戴镜、屈光手术等都是矫正，不要发生近视、放慢近视进展的速度等才是最重要的，也是最有效的。

虽然“普识”到所有人群，我们也需要考虑普识人群的重点应该在社区（村），因此，我们“普识”的路径应该要考虑到人群所能接触的信息途径，如：①社区进出的公共区域、公交站、购物中心等区域的广告投放；②电视、广播、报纸、网络平台等大众媒体的宣传；③免费宣传手册的发放；④自媒体、新媒体、抖音小视频等。

（2）近视科学普及的“专攻性”

人们有时候会产生一些误解，以为近视防控工作是医学工作者的事情，普通百姓只要了解近视问题，届时及时到专业机构诊疗和矫正，并听从专家的意见就可以。这样的见解有些偏颇。其实不然，近视防控是需要全民参与的工作，而且是长期的，一以贯之的一项社会工程，每个人都是其中重要的部分。

1）教育系统的工作者：包括教育管理部分的决策者、中小学校长及教师等。在《实施方案》中，明确表达了儿童青少年近视防控需教医协同。由于近视防控的主体人群大部分正在中小学读书学习，而学习是直接影响近视的重要因素，所以学校和教育主管部门扮演着承上启下的角色，贯穿整个防控工作之中。因此，这支重要的队伍，不仅需要了解近视是什么，而且还要了解近视如何有效防控。针对教育系统工作者的科普，要让他们做到：①会懂：能够知道眼部的基本生理，懂得近视的定义和原因，了解近视形成的学校因素；②会看：看懂近视的检测数据，及时了解学生近视情况；③会用：能够正确使用视力表测量视力及自动验光仪测量屈光度数，协助近视普查工作推进；④会说：能够向学生科普科学用眼习惯及指导正确近视矫治方法。

2）中小学生家长：父母、爷爷、奶奶和家庭中主要的监护人，他们在其中承担了家庭教育及经济负担的责任，应该更多了解近视的家庭因素，并重视近视的危害性。因此，针对家长的科普，也要让他们做到：①会懂：知道孩子近视时会出现的症状，了解近视形成的家庭因素，清楚近视的正确矫正方法；②会看：看懂近视的检测数据，及时了解孩子近视情况；③会用：能够基本正确使用视力表，关注孩子的视力变化；④会监督：能够培养监督孩子形成正确地用眼习惯和生活习惯。

3）大众媒体：作为当前信息化社会的重要宣传途径，近视防控的普及离不开大众媒体的支持。只有科学正确的宣传，才能有效推进近视防控工作。因此，媒体需要增进鉴别真伪知识和概念的能力。

近视防控科普具有“专攻性”的特点，具体体现在以下几个方面。

近视防控科普需要以眼睛的基本知识作为铺垫，让大众了解到眼睛的基本结构及各部分的功能。

需要全民意识到眼健康的重要性，通过科学普及和宣传让公众了解眼睛和视觉对人生命和生活的重要意义，提高保护眼睛的意识；认识近视的不可逆和在儿童青少年阶段的持续发展状态，不注意用眼，近视度数会不断加深，还可能发展为高度近视，引起眼底结构的改变，造成视力下降甚至致盲等严重危害。

人人能读懂一些有关近视发生发展的关键参数；明白近视度数和视力是什么，能简单判读验光的结果，知道屈光度和眼轴长度是近视进展监测的重要指标。

老师、学校、家长等需要参与到儿童近视防控中，需要略有深度的了解。对于学校和教师而言，需要了解学业减负、户外活动、校园健康环境建设对避免儿童青少年近视形成的作用，如何发现学生近视和近视矫正的初步知识，并向学生科普用眼、护眼的基本方法，指导学生采取正确的学习姿态，保持良好的用眼习惯。对于家庭和家长而言，需要了解合理的学习安排、户外活动、饮食和睡眠习惯、家庭照明设施等对孩子近视形成的影响，以及近视对视觉的危害，及时发现孩子的视力问题、选择适当医疗机构进行视力检测、矫正和干预，并指导孩子正确地用眼和学习、生活、体育活动习惯的养成。

9. 近视防控的科普形式上要巧用“载体”

近视防控的科学普及与宣传：在传播内容上，要贴近生活，切合大众口味，具有一定的趣味性；在传播语言上，既要具备科学性特征，还应当注意整体的通俗化；在传播方式上，要充分利用新兴自媒体平台和多媒体展现形式，不断通过电视、广播、报刊等健康科普专栏推广近视防控的科学理念，甚至可以把科普以百姓喜闻乐见的形式融入生活中。

（1）新媒体短视频方式

温州医科大学附属眼视光医院的山楂树科普团队，从国内儿童青少年近视高发、低龄化的严峻现实出发，结合临床经验和国内外研究进展，针对儿童青少年，用生动活泼的动画视频风格，制作“眼记一分钟”系列动画视频（图 13），聚焦儿童青少年近视防控。在一些视频网站（如爱奇艺、搜狐视频、土豆网等）发布了近视相关的科普视频。

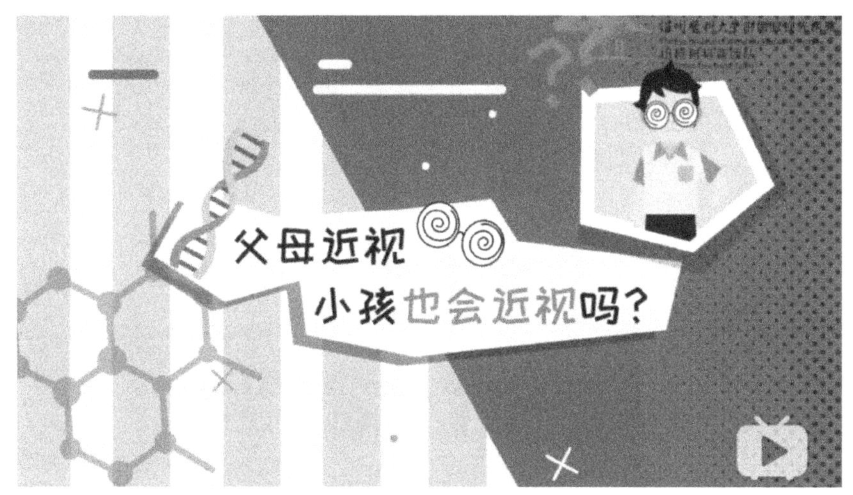

图 13 “眼记一分钟”系列动画视频

（2）漫画类童趣图书方式

近期关于近视科普宣传的漫画类图书陆续出版（图 14），如由吕帆教授和瞿佳教授主编的《瞳瞳小朋友近视防控日记》、翟长斌教授著的《眼睛怎么了》、杨智宽教授主编的《宅娃多近视》、倪海龙教授主编的《孩子的护眼宝典》等均采用生动形象的漫画形式让儿童青少年了解如何预防近视发生发展，自觉养成护眼好习惯。

眼轴增长
长期近距离用眼或观看电子产品，又缺乏户外活动，会引起眼轴增长，导致近视。

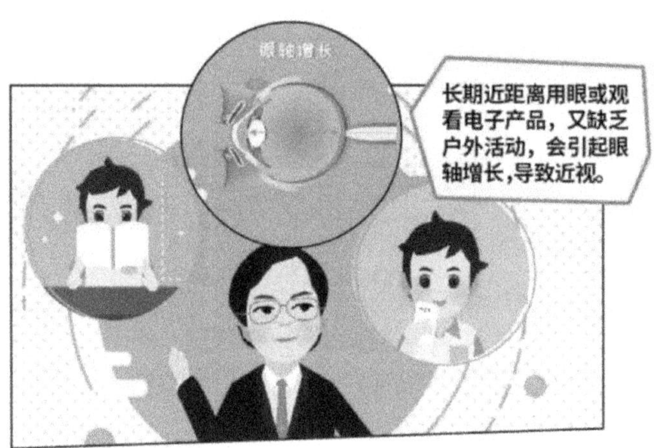

EYE·科普 | 温医大目目佳教授：近视不可治愈，预防近视应从小从早做起

温医大眼视光 2019-04-25

温医大眼视光

一图读懂
预防近视
应从小从早做起

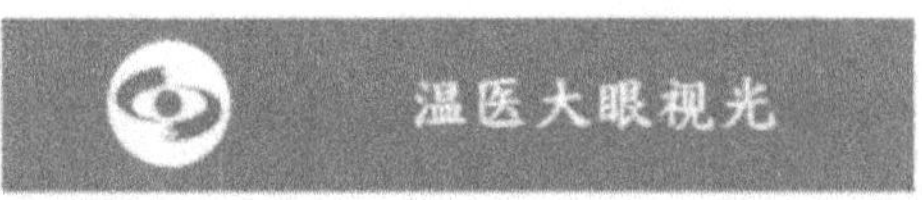

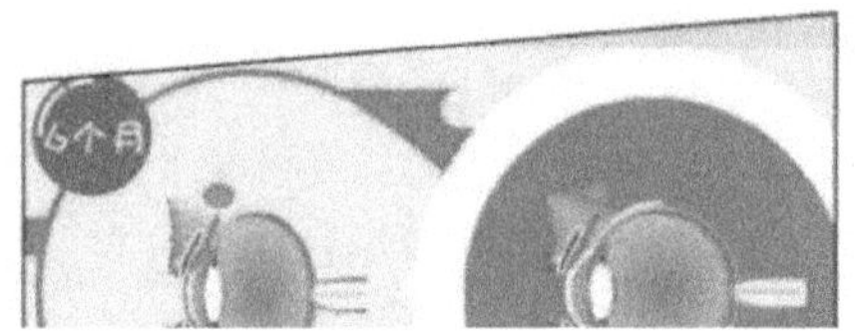

图 14　创造了近视防控的漫画形象

（3）专业科普类宣传方式

为了引导广大儿童青少年在疫情期间科学用眼、防控近视，教育部建立了全国综合防控儿童青少年近视专家宣讲团，与国家眼部疾病临床医学研究中心一起合作，牵头主编科普读本《学习网课时如何科学用眼防控近视》（吕帆教授、瞿佳教授主编）。该书除了常规的纸质版发行外，电子版书籍也同时上线，上线当日阅读量突破 4 万，在“人卫眼科”公众号平台和“中国教育报”公众号平台发布的电子书累计阅读量均已突破 10 万（图 15）。

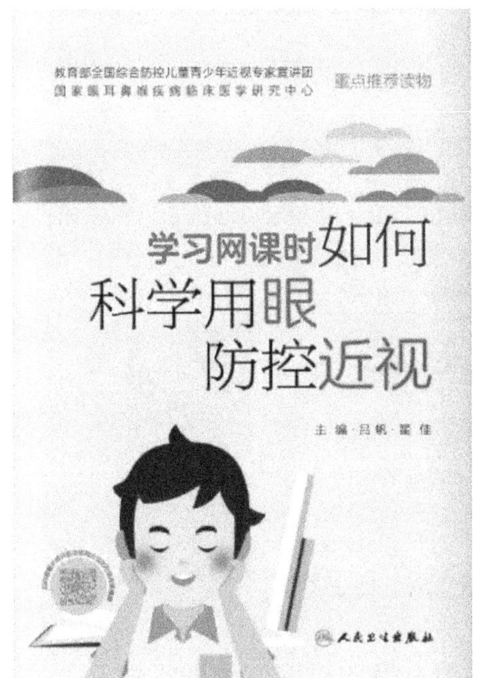

×　···

抗疫新书《学习网课时如何科学用眼防控近视》电子版免费读（全文）

人卫眼科　2月21日

钟南山爷爷说，少出门就是为控制疫情做贡献！目目佳教授说，居家上网课需要保护眼睛，防控近视！

“‘宅家’学习该怎么保护眼睛呢？”

图 15　《学习网课时如何科学用眼防控近视》图书及电子书

（4）网络大众化课程选修方式

通过 MOOC 课程类的教学方式，让更多的医学人员了解近视防控相关知识。如 2018 年 12 月上线的吕帆教授主讲的《近视防控》在线课程（http：//coursehome.zhihuishu.com/courseHome/2040215#teachTeam），开展面向家长、学校老师、专业技术人员的在线课程，普及近视防控医学知识、推广近视防治诊疗规范，为全国儿童青少年近视的普查和诊疗工作培养具有眼视光特长的医学人才。另外，于刚教授在“得到”中讲到的“如何管好孩子的视力”，讲述了怎么帮孩子预防近视、怎样快速判断孩子的视力问题、孩子如何验光配镜、如何有效治疗低度近视、如何有效控制高度近视等话题（图 16）。

近视防控

医学

课程介绍

温州医科大学创新性地将“经典眼科学”与“现代视光学”相融合，率先在中国创立眼视光医学专业，开展眼视光高等教育。本次联合智慧树网推出近视防控在线教学课程，旨在向全国临床医师和医学生宣传近视防控国家策略、普及近视防控医学知识、推广近视防治诊疗规范，为全国儿童青少年近视的普查和诊疗工作培养具有眼视光特长的医学人才。

学分 1.0　学时 14

教师 吕帆、崔乐乐、俞阿勇、毛欣杰、徐良德、姜珺、袁一民、涂昌森、胡亮、王晨晓、邓如芝、木髙挺、邓黎、邵一磊

学校 温州医科大学

图 16　《近视防控》在线课程

（5）发挥媒体、社区、学校、专业机构主阵地作用

各级各类媒体可以采用公益广告的形式宣传近视防控的重

要性及近视防控的方法等。学校可将近视防控的相关知识融入课堂教学、学生的日常行为规范及校园文化中，如通过学校闭路电视、广播、宣传栏、家长会等形式对学生和家长开展科学用眼护眼健康教育；学校也可向学生、家长发放宣传材料，开展视觉健康专项培训等。社区可以为提高普通大众对于近视防控的知晓度，通过在各种社区通栏中张贴近视科学防控的有关知识，让人人懂近视，人人懂科学防控。专业机构可以通过建立眼健康科普馆、博物馆等方式，面向大众开放，系统地介绍眼健康，特别是近视防控方面的发展历程，展示有趣的科学原理等，如温州医科大学附属眼视光医院建立的国内首家眼健康科普馆等。

10. 将深奥的科学发现，变成可执行的口令

户外活动时间简单规定为每日 2 小时以上。

观看电子产品时遵循“20-20-20”法则，即观看电子屏幕 20 分钟后，要抬头远眺 6 米外（20 英尺）20 秒钟以上。

阅读书写保持“一寸一拳一尺”，即握笔手指离笔尖一寸，胸口离桌一拳，书本离眼睛一尺。

观看电子产品距离，即眼睛离电脑屏幕的距离应不少于 50 厘米，观看电视时眼睛距离电视屏幕 3 米以上。

电子产品屏幕选择由大到小，分辨率高的。

普通教室课桌面的平均照度不小于 300 Lux。

保证充足睡眠时间，小学生 10 小时，初中生 9 小时，高中生 8 小时。

为让广大老百姓和儿童青少年记住近视防控重要的知识点，可采用将深奥的科学发现，变成可执行的口令形式。

护眼歌

近视防控是大事，疫期用眼要关注。
网课学习有尺度，复学仍要多督促。
一尺一拳和一寸，正确姿势需巩固。
每天日照两小时，户外活动不耽误。
三个二十眼减负，电子产品不过度。
桌椅高低常调整，照明良好双目舒。
营养均衡不挑食，睡眠时间要充足。
勤洗双手分七步，严防病毒眼口入。
老师家长勤叮嘱，视力建档留记录。
眼睛健康齐呵护，光明未来好前途。

11. 听来的信息如何识别真伪

近视防控科普宣传的另一项很重要的工作就是用科学的注

解来铲除伪科学，纠正大众片面甚至错误的认识和看法，净化近视防控相关市场行为。

随着近视患病率的不断提高和近视防控热度的逐渐升温，社会上存在一群专门以近视防控和治疗为噱头的伪科学传播者和不法商家，利用很多家长不了解近视本质、不希望孩子戴眼镜的想法，宣称能够通过仪器设备或特殊方法“治愈”近视，从中牟取暴利。因此，科普工作中，应当充分发挥专家的科学引领作用，让大众认识到伪科学的真面目，明白近视不可逆，不要把眼镜和近视看作洪水猛兽，要到专业医疗机构接受科学的矫正和治疗，不能一味逃避，最后不仅损失巨资，而且还可能因使用了不良器械、方法使孩子近视加深更快，耽误矫正和治疗的最佳时机。

在明辨一项与近视防控相关的新器具、新方法是否可信，是否真实有效的问题上，开展科学普及和宣传，需要抓住以下关键点，进行核实总结：①是否有权威、正规杂志发表的科学文献表明该方法在近视干预方面的有效性和安全性，如有不同研究机构的多项研究同时证明更佳，即循证医学证据。②在正式进入临床前是否经过多中心临床试验或多中心研究，并出具该医疗器械或药物的有效性和安全性报告。任何一种产品在正式进入临床应用前，必须经国家食品药品监督管理总局指定的检测机构检测合格，才能在临床验证其有效性和安全性。

③是否获得国家食品药品监督管理总局的医疗器械或药物注册证。

当该医疗器械或药物通过多中心临床验证，证明其有效性和安全性不低于目前国内已有的同类产品，才能获得国家食品药品监督管理总局颁发的医疗器械或药物注册证，并且在之后的临床应用中，还要持续监测其不良反应，以保证使用的安全性和有效性。

12. 如何建一座现代化的眼健康科普馆

眼健康科普馆是在贯彻落实习近平总书记关于儿童青少年近视问题的重要指示精神，切实加强新时代儿童青少年近视防控工作的背景下应运而生的，是服务国家近视防控战略和提升全民眼健康水平的重要科普教育平台，旨在通过多元的互动科普方式，帮助儿童青少年探索眼睛的奥秘，体验眼科领域的神奇世界，从而形成全民爱眼护眼氛围，对于儿童青少年近视防控及全民眼健康水平的提升具有非常重要的推动作用。

（1）科普馆的地点选择

科普馆的地点选择非常重要，如城市中已经建设好的科技馆或博物馆，这样的选择有几大好处，建筑布局相对较合理、节省建造的时间和成本，能够实现短时间内开馆。如温州医科大学眼健康科普馆就在温州市妇女儿童活动中心建立了分馆。

都市中比较大型的眼科医院或医院的眼科中心的特点是人群比较聚集、科普对象需求性强，方便到医院进一步检查就诊。目前温州医科大学眼健康科普馆、温州医科大学眼健康科普馆临沂分馆等都是依据这样的理念建立的。如选择学校，最好选择一个比较开放，同时也有其他展示功能的场地，如校史馆，效果会很好。

（2）内容设计

既然是科普馆，以下三大内容是不可或缺的：①科学知识体系；②可触摸的系统；③可体验的展品。以温州医科大学眼健康科普馆为例，介绍这三大系统是如何布局和表现的。

科学知识体系：多维度、多渠道围绕全年龄段人群、全生命周期的眼健康进行科普宣传，努力在全社会普及儿童青少年近视、老年白内障、糖尿病视网膜病变、青光眼等眼病的防治知识，增强百姓爱眼护眼意识。

可触摸的系统：眼球立体模型、近视远视演示、光的三原色、3D 打印机、小孔成像、穿墙而过等。

可体验的展品：眼科知识互动小游戏，高科技 VR 动感体验等。

“体验式”科普非常重要（图 17），先进、特色、新颖、有趣可体验的“浸入式”展区，可以让受众深刻了解眼健康有关知识，体验眼健康相关产品和服务，大大提升科普效果。

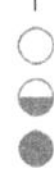

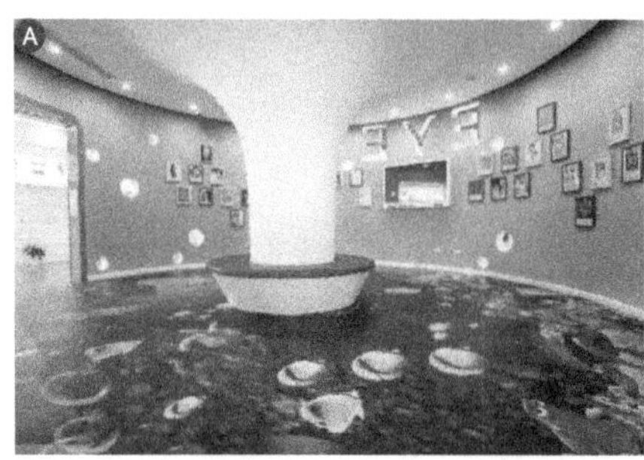

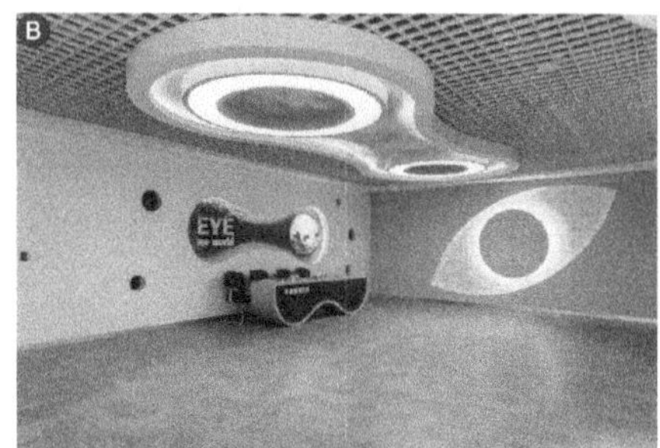

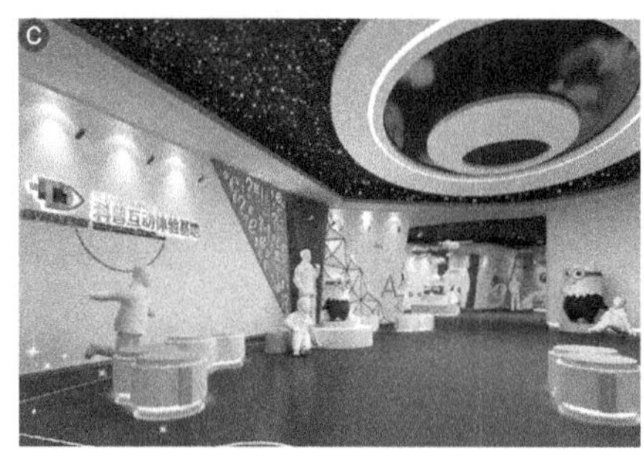

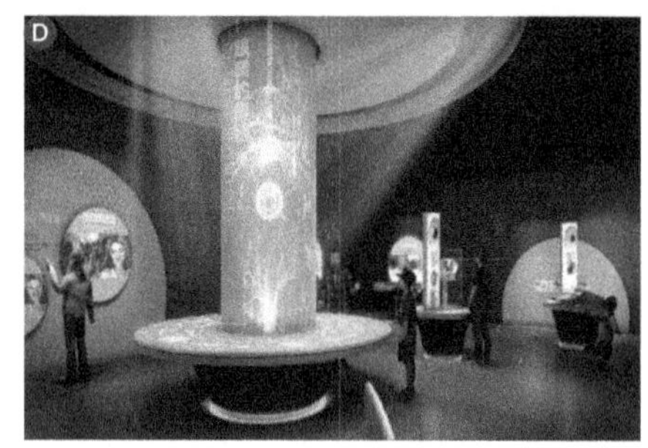

A：温州医科大学眼健康科普馆；B：温州医科大学眼健康科普馆郑州分馆；
C：江西鹰潭市世界眼镜博物馆；D：上海奥妙的眼睛科普馆。

图 17 “体验式”科普形式

(3) 针对主要参观对象的特殊设计和有效管理

从现实意义上看，博物馆以中小学生为主要参观体验对象，从设计和管理上要有针对性规划。

在设计方面，小朋友喜欢动，所以，安全是第一，但体验感非常重要。馆内一般采用圆弧设计，避免棱角和磕碰，不设置和摆放可能存在安全隐患的物品。为增强小朋友的体验感，可设置互动游戏环节，可以根据条件设置视觉方面的现代技术，如机器人视觉、虚拟多维视觉、眼－脑－手脚协同、运动视觉等。

在设计过程中，要潜移默化融入关爱文化，通过对盲人的体验，或者模仿青光眼、白内障、黄斑变性等疾病、色盲问题等的视觉体验，理解视觉残疾者的痛苦和艰难，鼓励孩子关爱视觉残疾者、保护眼睛和视觉，也借此鼓励孩子们未来从事视觉科学的研究或发展工作。

在管理方面，要设置专门的科普馆管理机构，有专（兼）职讲解、接待、辅导人员，定期开展科普人员培训。聘请一批眼健康专家，对眼健康知识更新进行指导，不断丰富人文信息的传递内容和传播方式。

建立一支科普志愿者队伍，增强与学校和社会互动，在学校招募志愿者，鼓励学生参与到讲解工作中来。要有单独的科普活动经费。科普工作列入本单位日常工作计划，纳入年度考核，有长期科普工作规划。联合社会力量，建立科普馆联盟，推广普及眼健康科普馆建设，使更多的人群受益。

近视研究新发现

13. 近视研究新发现之一：人眼视网膜上有一些物质在“指挥”着眼球朝近视发展

研究基本确认，近视的发生发展是因为眼球前后径变长。那么是什么导致了它变长呢？科学家发现，眼球在感受到内在或外在压力之后，一些视网膜上的物质作为信号载体（图 18），开始指挥眼球过度生长，朝近视发展。

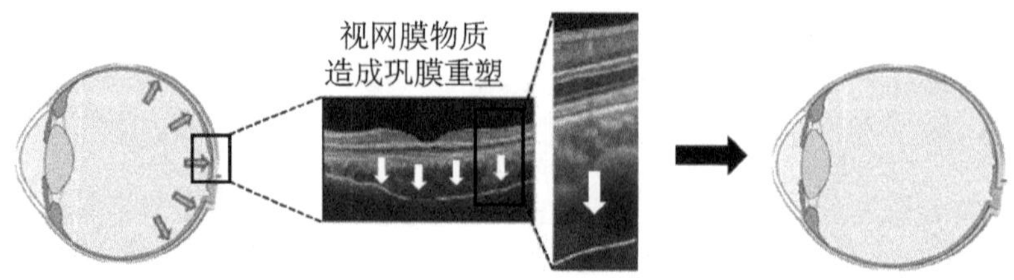

图 18　视网膜的物质作为信号载体，“指挥”眼轴前后径变长

（1）多巴胺

多巴胺（图 19）是脊椎动物视网膜的重要神经活性物质之一，主要在水平细胞、无长突细胞和内网状层间细胞中合成和代谢。酪氨酸羟化酶（tyrosine hydroxylase，TH）是多巴胺合成的主要限速酶，3，4- 二羟基苯乙酸（3，4-dihydroxy-phenylaceticacid，DOPAC）是多巴胺的主要代谢产物，玻璃体腔内 DOPAC 的含量能反映视网膜多巴胺的释放量。多巴胺不仅是参与视网膜各层神经元之间视觉信息传递的神经递质，也能调控视网膜发育。

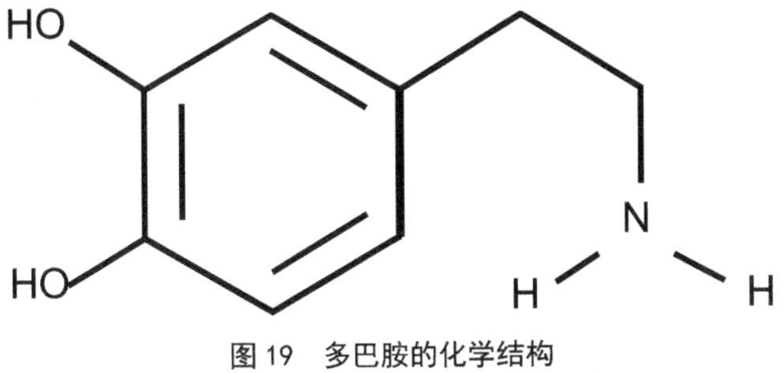

图 19　多巴胺的化学结构

越来越多的流行病学研究表明，增加户外活动时间可降低近视的发生率，而多巴胺可能是其中的关键：①多巴胺的合成和代谢具有光依赖性，受周围环境亮度、时间和空间的影响。Weiss、Schaeffel 发现视网膜多巴胺的含量有昼夜节律性，即日间多巴胺浓度较高，夜间降低。动物研究发现，昏暗光照可导致近视的形成，而明亮光照对小鸡和小鼠等动物的形觉剥夺性近视起到抑制作用。多巴胺作为视网膜光调节释放的神经递质，可提高日间视网膜功能。②动物实验研究发现，形觉剥夺性近视（form deprivation myopia，FDM）诱导期间，视网膜多巴胺及其代谢产物 DOPAC 的含量明显降低，在恢复期这些指标又会升高到正常水平，其变化规律与形觉剥夺性近视转归程度高度一致。③我们研究团队发现，多巴胺合成减少的白化病豚鼠表现为进展性高度近视，而多巴胺非选择性受体激动剂阿扑吗啡可抑制多种动物模型的近视进展。

增加户外运动可降低近视的发生率（图 20），然而，增加户外时间将直接导致学生室内读书时间减少，因此很难进行推广和应用。因此，研究户外运动延缓近视的作用方式和机制尤为重要，从而既能利用到户外活动延缓近视，又不会减少学生读书时间。

多巴胺通过两个受体家族发挥作用：D1 类受体（包括 D1、D5）可激活腺苷酸环化酶（adenylate cyclase，AC），继而增加第二信使环磷腺苷酸（cyclic adenosinemonophosphate，cAMP）；D2 类受体（包括 D2、D3、D4）可抑制 AC 活性，减少 cAMP。我们研究团队发现，每天给予小鼠 6 小时强光照射，可显著降低形觉剥夺诱导的近视程度，而这一抑制作用可以被 D1 受体拮抗剂解除。课题组发现进一步利用选择性受体激动和拮抗剂进行干预实验，发现激动多巴胺 D1 受体或抑制多巴胺

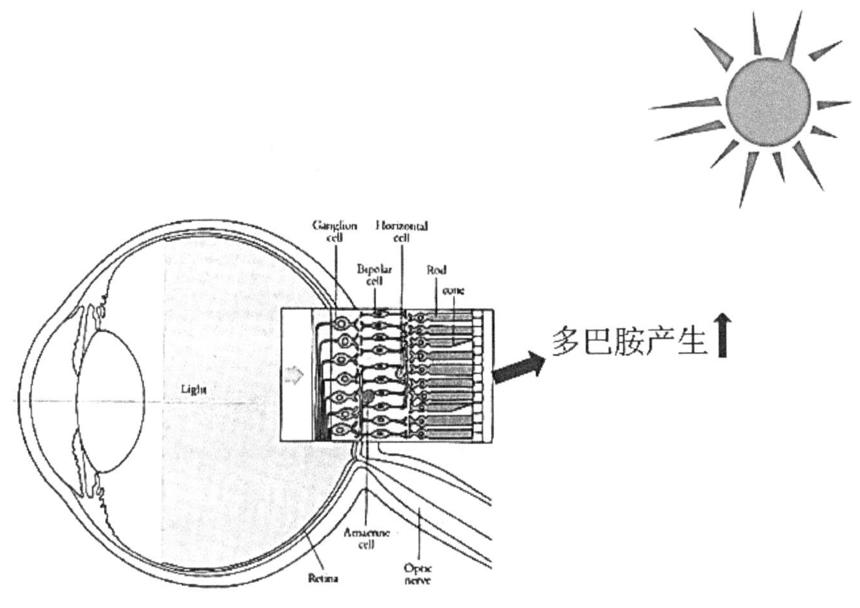

图 20　户外活动可能通过升高多巴胺水平减少近视的发生

D2 受体可抑制近视进展，而激动多巴胺 D2 受体或抑制多巴胺 D1 受体则促进近视进展。进而发现多巴胺 D2 受体基因敲除小鼠表现为远视，且能抑制形觉剥夺性近视的形成及其眼轴和玻璃体腔的延长。上述结果提示，多巴胺 D1、D2 受体呈现相互平衡共同调控屈光发育的作用。我们提出“多巴胺 D1、D2 受体对屈光发育有相互拮抗作用并相互平衡地维持眼球生长和屈光发育”这样一种调控机制假说（图 21）。

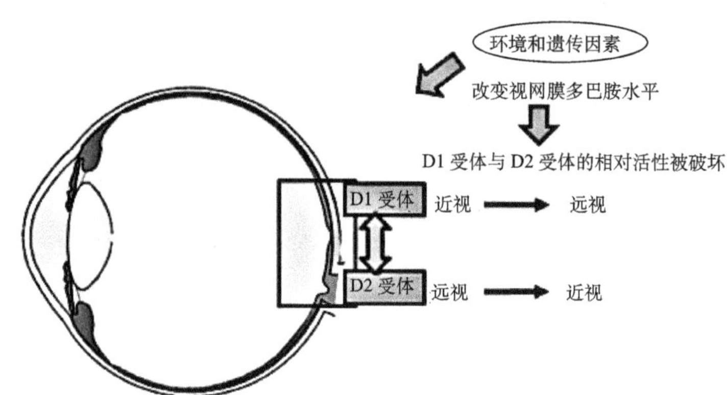

图 21　多巴胺 D1、D2 受体平衡决定屈光发育的方向

该假说的提出已受到国内外同行的认可，同时也提示，维持多巴胺水平及多巴胺 D1、D2 受体的平衡可能是近视防治的关键之一。因此，作用于多巴胺 D1 或 D2 受体的药物，可能是预防和治疗近视的有效选择，相关研究正在进行中。

（2）γ- 氨基丁酸

γ- 氨基丁酸（gamma-aminobutyric acid，GABA）是视网膜组织中主要的抑制性神经递质（图 22A），产生于 GABA 能无长突细胞，广泛作用于水平细胞、无长突细胞、神经节细胞、水平细胞及内丛状层细胞，可被突触前神经元重吸收而再利用或被周围胶质细胞吸收而降解。

光照可抑制动物模型形觉剥夺性近视的发展，在此基础上给予 GABA 受体激动剂发现光照对近视的抑制作用减弱，而 GABA受体拮抗剂则保护了光照对近视的抑制作用。研究发现，

GABA 受体激动剂可减弱多巴胺的释放。因此推测，视网膜GABA 生物学功能的增强可能导致近视发生，而 GABA 受体药物可能通过多巴胺受体信号通路影响近视的发生发展。

（3）乙酰胆碱

乙酰胆碱（图 22B）是视网膜内的一种神经递质，其受体分为毒蕈碱类和烟碱类两类。阿托品是一种泛毒蕈碱受体拮抗剂，阿托品滴眼液对儿童青少年近视有长期的控制效果，但其作用部位和作用机制尚未明确。降低乙酰胆碱受体的功能可以抑制近视，但是否是视网膜内乙酰胆碱的减少导致了近视的发生还不确定。

（4）谷氨酸

谷氨酸（图 22C）是视网膜内主要的兴奋性神经递质。一方面，感光细胞、双极细胞和神经节细胞使用谷氨酸释放视觉信号：在视网膜外层，感光细胞在黑暗条件下持续释放谷氨酸，而光照抑制其释放谷氨酸的过程；在内网状层，给光双极细胞（ON 细胞）在光照条件下释放谷氨酸，撤光双极细胞（OFF 细胞）在黑暗条件下释放谷氨酸。另一方面，水平细胞和无长突细胞接收谷氨酸信号后，也可对视锥感光细胞进行负反馈调节。

谷氨酸受体分为离子型和亲代型两种受体，NMDA 受体是离子型受体中被研究较多的一个亚型。研究表明，谷氨酸的神经兴奋作用可以促进形觉剥夺性近视的进展，而NMDA受体的拮抗剂可以抑制近视的进展。因此，谷氨酸生物学功能的异常增强可能引起近视的发生。值得注意的是，谷氨酸还是合成GABA（抑制性神经递质）的前体，两者水平的微妙变化可能是近视发生的关键。

随着对视网膜这些关键物质的发现和其机制探索的不断深入，防止近视发生或延缓近视进展又有了新希望。

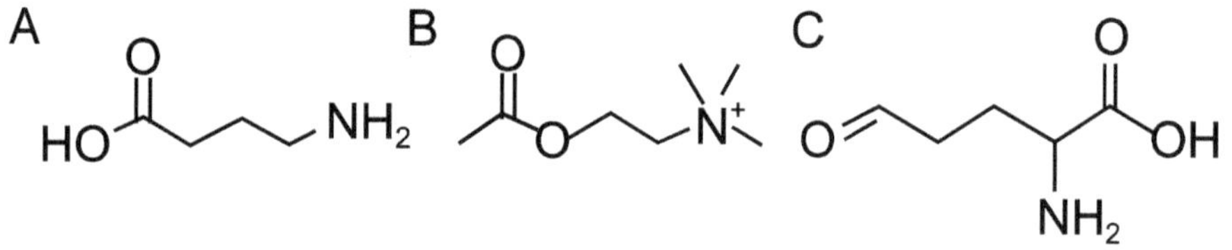

图22　γ-氨基丁酸（A）、乙酰胆碱（B）、谷氨酸（C）的化学结构

14. 近视研究新发现之二：近视的发生可能是因为巩膜组织发生了缺氧

巩膜是眼球壁的最外层组织，纤薄却坚韧，且富有弹性，它的厚薄和生物学特性的改变会直接影响到眼球的形态及眼轴的长度。近视发生时，巩膜亦可出现重塑、厚度变薄、生物力学性质等方面的变化，可见巩膜组织是近视发生的重要效应器。那么，导致巩膜组织发生变化的原因究竟是什么呢？

先了解巩膜组织的构成。巩膜上大部分的细胞均为成纤维细胞，它有强大的分泌胶原及其他细胞外基质成分的功能。巩膜的细胞外基质主要为Ⅰ型胶原，它支撑着成纤维细胞，同时也决定了巩膜的生物力学性质。已有研究表明，近视发生时，巩膜上Ⅰ型胶原含量开始降低，成纤维细胞逐渐分化，而究竟是什么导致了这些变化，尚不明确。

目前，通过单细胞测序和分析技术，发现形觉剥夺性近视小鼠巩膜组织中成纤维细胞分化增多，低表达胶原的肌成纤维细胞亚群比例升高；还发现这一细胞表型的转化过程可能由缺氧诱导因子信号通路介导（图 23）。

为了验证这一发现，研究人员检测了缺氧诱导因子 -1α（HIF-1α）与近视的相关性。在豚鼠中，诱导它们产生近视后，HIF-1α 的蛋白水平表达升高，而近视恢复后表达回落；在诱导小鼠产生近视后，无论是短期还是长期，均发现巩膜上 HIF-1α 的表达升高（图 24）。

那么，巩膜缺氧是否是促使近视发生的因素之一呢？研究人员给诱导近视的豚鼠眼球旁注射两种不同的抗缺氧药物，发现均产生了抑制近视形成的作用。在后续的蛋白检测过程中，HIF-1α 近视时的高表达也受到了药物的干预作用，且胶原的减少也得到缓解，与表型一致（图 25）。可见，缺氧很有可能参与了近视的发生发展。

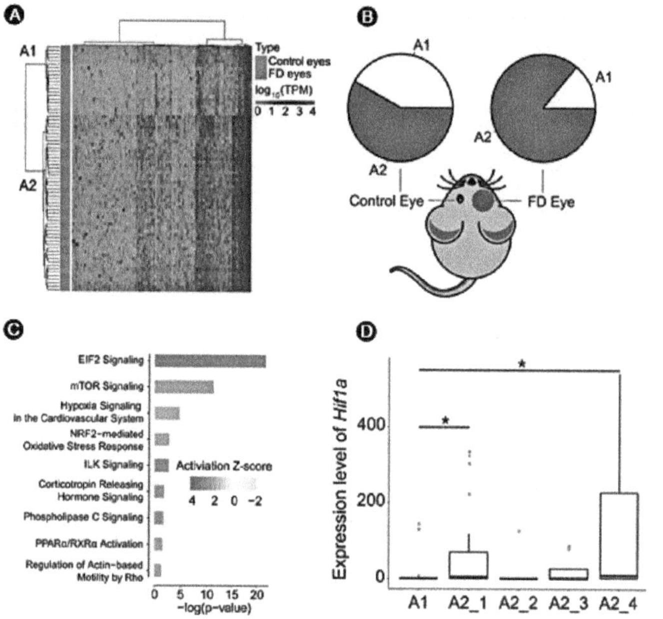

A：小鼠巩膜上的成纤维细胞可分为胶原合成多、分化程度低的 A1 类细胞及胶原合成少、分化程度高的 A2 类细胞；B：小鼠形觉剥夺性近视眼巩膜上 A2 类细胞所占比例明显增加；C：A2 类细胞较 A1 类细胞缺氧信号通路表达增加；D：A2 类细胞各亚型较 A1 类细胞缺氧诱导因子 -1α（HIF-1α）表达增加。

图 23　单细胞测序揭示缺氧信号通路介导小鼠巩膜成纤维细胞分化新机制

经探究发现缺氧与近视诱导性动物模型之间存在一定关联，那么缺氧与人类近视之间是否也有相似的关系呢？研究人员在分析 GWAS 和家系遗传数据的回顾性研究时发现，既往关联研究和连锁分析中获得的近视易感基因与 HIF-1α 信号密切相关（图 26），表明巩膜缺氧不仅存在于近视动物模型，还可能是人类近视形成的一个关键因素。

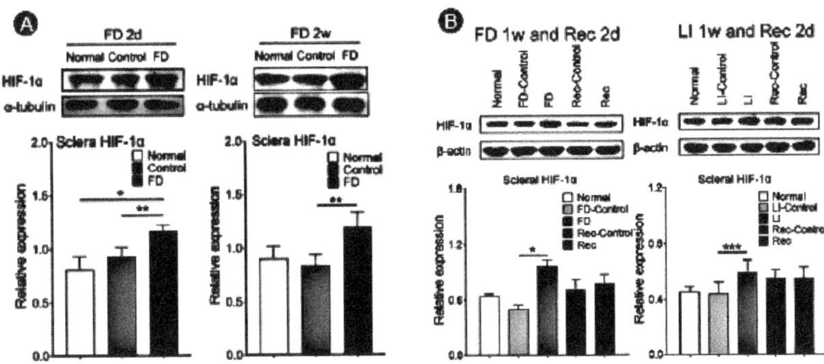

A：小鼠分别进行 2 天和 2 周的形觉剥夺性近视诱导，均出现巩膜 HIF-1α 表达增加；B：豚鼠分别进行形觉剥夺和镜片诱导 1 周后恢复 2 天，均出现诱导期巩膜 HIF-1α 表达增加，而恢复期 HIF-1α 表达回落。

图 24　小鼠和豚鼠诱导近视后巩膜 HIF-1α 表达检测

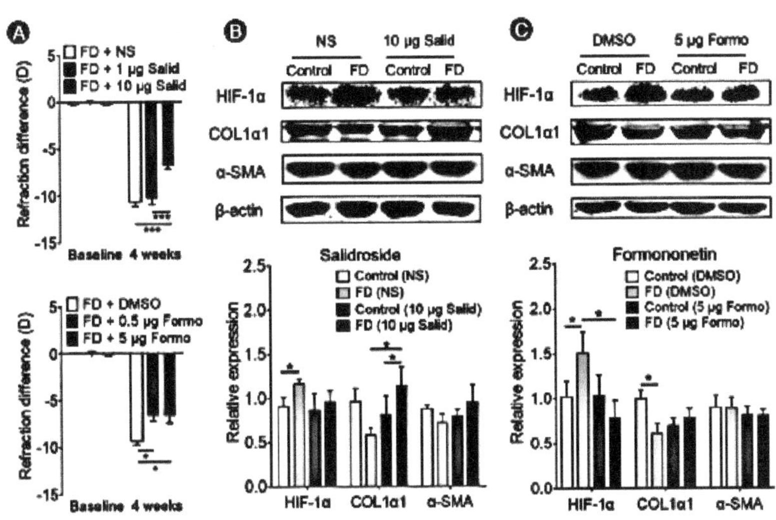

A：剥夺眼和对侧眼的屈光差值，两种抗缺氧药物均可明显减少豚鼠的近视诱导量；B：注射红景天苷后近视眼巩膜上 HIF-1α 表达增加受到抑制，胶原减少得到改善；C：注射芒柄花黄素近视眼巩膜上 HIF-1α 表达增加受到抑制，胶原减少得到改善。

图 25　注射红景天苷和芒柄花黄素两种不同抗缺氧药物对近视形成和 HIF-1α 等表达的影响

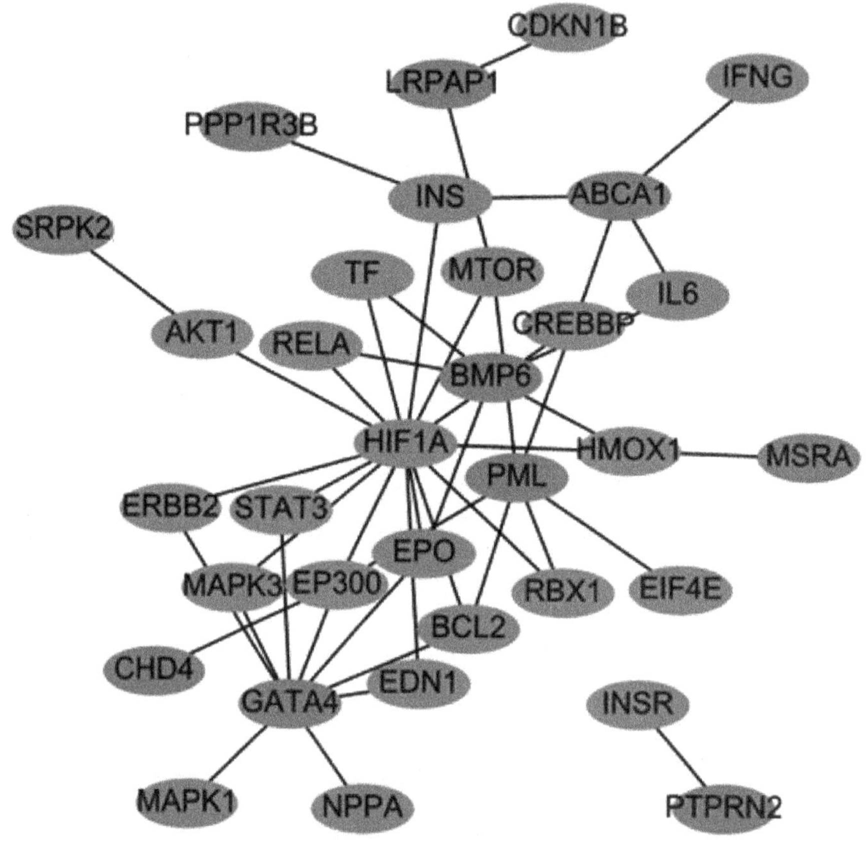

图 26 近视易感基因与 HIF-1α 信号密切相关

巩膜组织的缺氧在整个近视形成过程中处于怎样的位置，扮演了怎样的角色呢？已有前期研究发现，脉络膜作为巩膜血供的重要来源，在近视形成过程中出现变薄、血流减少的现象。由此，我们提出假设，在外界促近视因素的作用下，视网膜接收到信号之后传递给脉络膜，通过一定的机制使其变薄、血流减少，巩膜组织出现缺氧，成纤维细胞发生分化、胶原表达量减少，巩膜组织最终重塑变薄，整个眼球形态发生改变，眼轴延长，出现近视（图 27）。

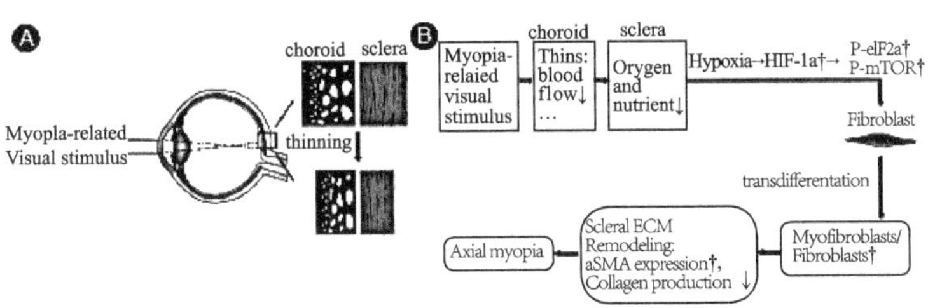

A：近视视觉信号刺激引起脉络膜和巩膜变薄；B：近视视觉信号刺激引起脉络膜血流减少，导致巩膜的氧气和营养供应减少。巩膜成纤维细胞感知到这一微环境变化后，通过上调 HIF-1α 的表达，以及增加 eIF-2α 和 mTOR 的磷酸化水平等，向肌成纤维细胞转化，减少胶原合成，引起巩膜变薄，眼轴延长，近视形成。

图 27　近视发病机制模式

综上所述，巩膜缺氧是近视形成的一个重要成因，且为研究眼球各组织之间的影响通路提供了新的线索；抗缺氧药物也可成为新一代治疗或延缓近视发生发展药物的代表。

15. 近视研究新发现之三：脉络膜血流减少可能参与近视的发生发展

相较于接收外界视觉信号的视网膜及近视产生最终的效应器巩膜组织，对于脉络膜在近视发病机制中作用的研究相对较少。它位于视网膜和巩膜之间，能将视网膜接收到的视觉信号传递到巩膜，而且富含血流，主要为外层视网膜提供氧气和营养物质。因此，脉络膜血流的变化很可能对视网膜光信号的接收和转化产生一定的影响，进而在眼球的生长调控中发挥重要的作用。

之前众多临床研究发现，高度近视眼的脉络膜厚度明显变薄，且变薄程度与近视程度正相关。在小鸡和豚鼠形觉剥夺性近视和镜片诱导性近视中也发现脉络膜逐渐变薄的现象。那么，哪些因素调控了脉络膜厚度的变化呢？根据脉络膜的解剖成分，脉络膜血流、淋巴液、非血管平滑肌或渗透性大分子都可能参与了脉络膜厚度的调控。结合脉络膜为一高度血管化组织，及脉络膜血流可以在短时间内迅速发生改变的特点，我们推测很可能脉络膜血流参与或引起了脉络膜厚度的变化。在人高度近视眼中，脉络膜厚度变薄的同时存在脉络膜血流的减少，这可能与脉络膜血管直径变窄和血管壁变硬有关系。研究人员发现，高度近视眼患者的脉络膜大血管和（或）脉络膜毛细血管减少；近视患者的脉络膜中血管层变薄。我们研究团队发现，在豚鼠形觉剥夺性近视和镜片诱导性近视中脉络膜厚度和脉络膜血流均减少，在去除形觉剥夺和诱导镜片后，脉络膜厚度和脉络膜血流均增加，且脉络膜厚度与脉络膜血流变化显著正相关，提示脉络膜血流可能在调控脉络膜厚度变化上起到了一定的作用。给予人眼调节刺激诱发调节反应后，也可以引起脉络膜明显变薄和脉络膜血流减少。以上研究均提示，脉络膜血流很可能参与了近视的发生发展过程。这为我们的近视防控提供了一个新的视角，尝试以不同方式改善或增加脉络膜血流，可能是防控近视的一个新的手段。

16. 近视研究新发现之四：户外活动多可预防近视

早在 2000 年，流行病学的研究就已经发现近视儿童每周户外活动时间越长，发生近视的风险越低。另外，还有一些研究发现，已经近视的儿童中，儿时的户外活动时间显著少于现在没有近视的儿童。Rose 等研究发现，近视与户外活动时长存在相关性，并于 2008 年发表在 *Ophthalmology* 杂志上。Rose 团队用 3 年时间跟踪调查了当地小学和中学的 4000 名学生，发现无论是放松休闲还是体育运动，10 岁以前的儿童只要花大量时间在户外，就不容易患近视，室内运动似乎起不到同样的效果。此外，Rose 团队没有找到近距离工作对眼睛有害的明确证据，只要待在户外就有效果。在中国、新加坡等国家所做的后续研究都支持这些结果。

中山大学中山眼科中心何明光团队通过为期3年的随机对照研究，证明了增加户外活动作为简单的公共卫生干预措施，可以显著减少近视的发生，从而为近视防控提供了有力的证据。该观点已于 2015 年发表在 *JAMA* 上。该团队在广州随机选取了 6 所学校，让 6 ～ 7 岁的孩子在学校日程结束后，增加时长为

40 分钟的户外课程；作为对照的其他 6 所学校的儿童时间表保持不变。3 年后统计结果发现，参与户外课程的 900 多名儿童中，30% 患有近视，而对照组学校的近视率则近 40%。可见，通过增加户外活动的时间，能够预防近视的发生。首都医科大学附属北京同仁医院王宁利教授在安阳眼科的一个研究结果表明，对于尚未罹患近视的孩子而言，户外活动少，其屈光度向近视发展的可能性就大；对于已经近视的孩子，户外活动的保护作用则不明显。根据目前的研究结果来看，增加户外活动时间对青少年近视的发生发展有比较明确的保护作用，而对于早发型近视（＜6 岁）则没有实质上的保护作用。

（1）户外活动对近视防控的机制

诸多研究证据从不同角度呈现出户外活动对近视防控的有效作用。那么，是什么机制在起作用呢？

1）照明（光）的强度。2009 年时，Frank Shaeffel 教授与 Regan Ashby 博士推测，户外暴露之所以有保护作用，可能是户外与室内的光照环境不一样导致的。于是他们开展相关的动物实验，并且证实了他们的假说。通过实验可以看到，只要将光照强度提高到 10000 Lux（光照度单位）以上，雏鸡实验诱发近视的发生率降低约 60%。该结论于 2009 年发表在 *IOVS* 上。后来类似的实验结果在其他动物（包括灵长类）身上得到重复，说明这是个很普遍的现象。这也提示与其他物种一样，强光照很可能可以抑制人类近视的发生。强光如何抑制近视的发生呢？现在比较公认的机制有两个（图 28）：①强光照射使瞳孔缩小，瞳孔缩小使景深加深，模糊减少（特别是由于离焦性而导致的模糊减少），所以能抑制近视的发生；②强光下人体尤其是眼部多巴胺释放增加。

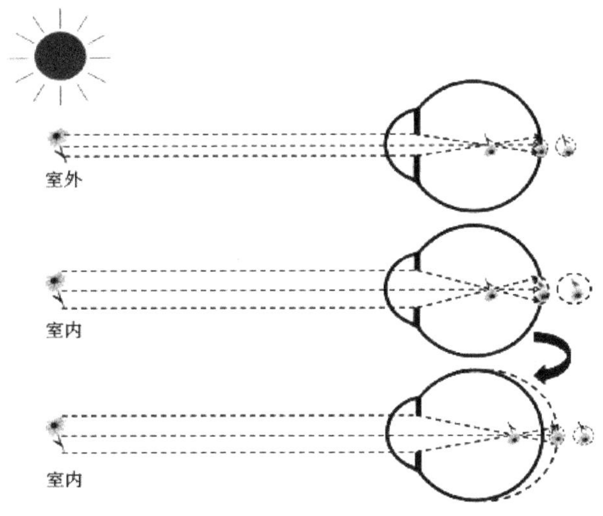

图 28　不同光照环境下的眼轴增长

2）在户外光强度下的眼内物质的变化。科学研究发现，多巴胺作为视网膜上光调节释放的神经递质，可提高日间视网膜功能，提示多巴胺可能是户外活动对近视起延缓作用的因素之一。多巴胺不仅是参与视网膜各层神经元之间视觉信息传递的神经递质，也能调控视网膜发育，而其本身的合成和分解也受到光照影响（图 29）。

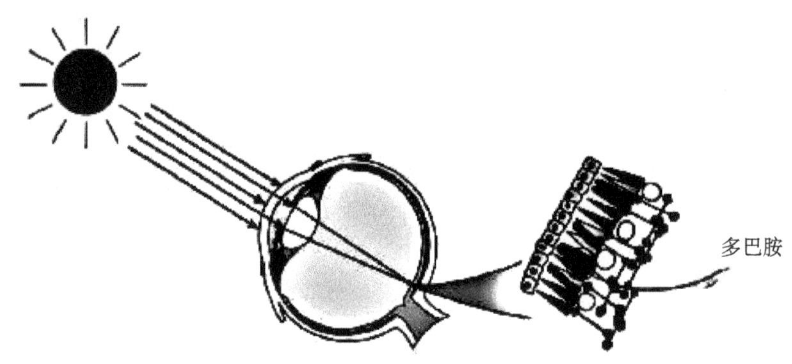

图 29　光照下视网膜内多巴胺变化示意

研究发现，形觉剥夺性近视可使局部视网膜成像质量改变，从而引起脉络膜变薄和巩膜伸长，多巴胺系统可能参与了这一过程。在形觉剥夺性近视诱导期间，视网膜多巴胺及其代谢产物二羟苯乙酸的含量明显降低，在恢复期这些指标又会升高到正常水平，其变化规律与形觉剥夺性近视转归程度高度一致，同时还发现多巴胺非选择性受体激动剂阿扑吗啡可抑制多种动物模型的近视进展。实际上多巴胺的产生和释放与光照强度呈线性相关，也就是说光照越强，多巴胺释放量越大，所以光照强度越强，越能抑制近视的发生。另有实验证明，如果在眼球内使用多巴胺受体的拮抗剂之后再用强光照射近视眼，本来应该出现的保护作用减弱，说明多巴胺至少是强光抑制近视作用的重要途径之一。

（2）在户外活动多久可以预防近视

研究户外活动时长与近视关系的澳大利亚国立大学 Ian Morgan 教授指出：户外活动有助于降低近视发病率。与冬季相比，夏季的近视进展速度会减慢，这可能也是因为儿童在夏季时户外活动时间增加了。活动时间相对于活动内容而言是更加重要的因素，每周户外活动超过 15 小时的儿童与少于 5 小时的儿童相比，前者发生近视的风险只有后者的 1/3。多个研究建议，保持每天户外活动时间 2 小时，每周约 12 个小时，可以减少近视的发生，控制近视度数增长。专家指出，在小学阶段，孩子最易发生近视，因而这个时期也是控制近视的最佳时期，家长更应该鼓励孩子多去户外活动。

长期以来，人们认为遗传、近距离用眼是近视发生的关键原因。实际上，根据 2015 年 *Nature* 杂志发表的最新研究成果，户外活动的时长是近视发生的唯一强相关因素，眼睛接触阳光的时间越短，近视的风险越高。Ian Morgan 认为孩子们需要每天在至少 10000 Lux 的光照下待上 3 小时，才有助于预防近视。这个光强度相当于晴朗夏日，在树荫下戴着太阳镜的感受。光线充足的室内，光强度通常不超过 500 Lux。因此，应鼓励儿童多参加户外活动，增加户外暴露的时间。

临床上控制近视进展的有效方法

17. 临床上控制近视进展的有效方法之一：配戴角膜塑形镜

角膜塑形镜能有效控制近视儿童青少年的眼轴增长，从而延缓近视进展，这一作用可以从多项临床研究结果中确定，不过近视控制的效果仍受到诸多因素的影响，如屈光度、角膜形态、年龄等。虽然控制近视的机制不明确，但从临床的需求和实效来看，在严格把控适应证、规范验配、定期随访的前提下，配戴角膜塑形镜是一种安全的近视防控方法。

角膜塑形镜是一种逆几何设计的硬性透气型角膜接触镜，通过压平中央角膜改变人眼屈光状态。早在 1960 年前，Jessen 就用 PMMA（聚甲基丙烯酸甲酯）材料制成了世界上第一副角膜塑形镜，由于镜片较差的舒适度与材料的不透氧，导致其未能在临床上使用。随着镜片材料的改良与设计的优化，角膜塑形镜再次进入人们的视野，配戴方式逐渐由日戴转变成夜戴，并获得美国食品药品监督管理局（Food and Drug Administration，FDA）的批准用于屈光不正的矫正。

目前角膜塑形镜主要由四个部分构成：从中央到周边依次为基弧区、反转弧区、平行弧区和周边弧区。

（1）要科学研究判断角膜塑形镜近视进展控制的效果

随着临床应用研究的不断开展，人们发现角膜塑形镜能有效控制儿童青少年近视的进展。美国眼科学会（American Academy of Ophthalmology，AAO）在 2019 年的一份报告显示，在 2 年的研究期间内，角膜塑形镜约减缓 50% 的眼轴增长，角膜塑形镜组的平均眼轴增长 0.3 mm，对照组（单光框架眼镜、单光软性接触镜）的眼轴增长 0.6 mm（Vander Veen 等，2019）。一些学者对以往角膜塑形镜控制近视的研究做了荟萃分析，在 4 篇荟萃分析中，都纳入了相同的 6 篇文献，其中纳入文献最多的为 9 篇。他们的结果非常接近：相较于对照组，角膜塑形镜组在 2 年内减少了 0.25 ～ 0.27 mm 的眼轴增长（Bullimore、Johnson，2020）。随后，又有大量的国内外研究证明角膜塑形镜在近视控制上是有效的，因此，角膜塑形镜作为一种近视防控手段工具在临床上广泛应用，尤其在亚洲国家。那么，角膜塑形镜缓解近视进展的机制何在呢？

角膜塑形镜控制近视进展的作用机制尚未确定，有许多理论尝试解释这一机制，其中，“周边屈光理论”是被较多人认可的一种可能机制。针对灵长类动物的研究发现，周边视网膜的信号在眼轴增长中的调控作用要比中央视网膜的信号更重要，近视性的周边离焦会延缓眼球向近视方向发育，而远视性的周边离焦促进眼球向近视发育。角膜塑形镜通过特殊的反几何设计，使得角膜上皮细胞从中央向旁周边移行，同时中央区角膜上皮在正压力下压缩，曲率降低；中周边区的角膜上皮在负压吸引下膨胀，曲率增大。角膜前表面曲率的这些变化会在眼底形成不同的焦平面。研究证明，塑形后的角膜产生了周边视网膜的近视性离焦，而周边近视性离焦可能在调节人眼屈光发育中起到一定的引领作用（图 30）。

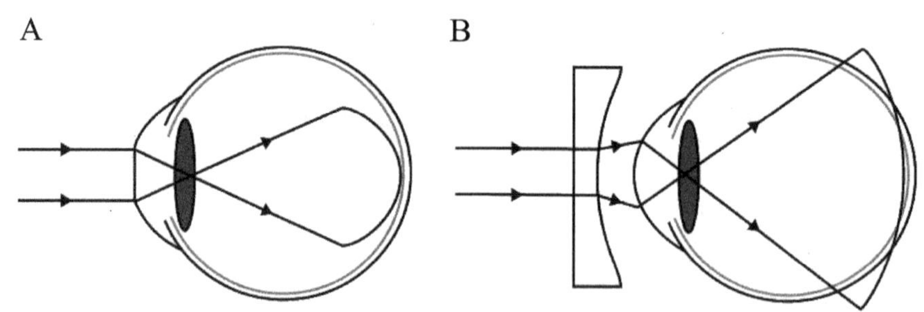

A：配戴角膜塑形镜后产生周边近视性离焦；B：配戴框架眼镜产生周边远视性离焦。

图 30　配戴角膜塑形镜与配戴框架眼镜的对比

（2）如何有效实现角膜塑形镜控制近视进展的良好效果

不是所有的近视者都适合角膜塑形镜，也不是所有的近视者都能利用其实现良好的近视进展控制效果。近年来，科学家们尝试找到影响角膜塑形镜近视控制效果的关键因素，以期应用到临床提高其控制效力。许多研究发现，角膜塑形镜配戴者的年龄与眼轴的增长呈负相关，Cheung 等研究者，将受试者按年龄分为低龄儿童（6 ～ 8 岁）、大龄儿童（9 ～ 12 岁）、青少年（13 ～ 15 岁）三组，并将眼轴进展≥ 0.2 mm 定义为眼轴增长较快，由此分别计算配戴角膜塑形镜前后，各年龄组中眼轴增长较快的人占该组总人数比例。通过比较戴镜前后的比例发现，在低龄儿童中，戴镜前后这一比例为 93% 与 29%，大龄儿童为 25% 与 0，戴镜前后有统计学差异，即配戴角膜塑形镜对这两组的眼轴增长起到了控制作用；在青少年中，戴镜前后的比例为 13% 与 0，没有统计学差异。同时，通过计算三组的 NNT（需治疗人数）得出，低龄儿童为 1.56（即每用角膜塑形镜治疗 2 名低龄儿童就有 1 名儿童避免了较快的眼轴增长），大龄儿童为 4，青少年为 7.69，可以看出在年龄越小的人群中，配戴角膜塑形镜能取得越好的近视控制效果。因此，儿童一旦开始近视，应该尽早采取干预措施，延缓近视进展。

对于近视度数不同的人，他们配戴角膜塑形镜的效果会不会相同呢？结论是不一定。部分研究结果显示，基线近视度数越高，眼轴增长越少。更大的基线近视度数意味着更大的屈光降度，能减小更多的周边视网膜远视性离焦。Queiros 等人的研究结果表明，视网膜周边的相对屈光改变量与基线等效球镜度存在近似 1 ： 1 的关系。然而也有研究结果显示，角膜塑形镜配戴者的基线近视度数与眼轴增长程度无关。之所以会出现不同的结论，可能与以下因素有关：①个体对角膜塑形的反应不同，相同的参数在不同人眼上的塑形效果不一定相同；②屈光度与眼轴存在相关性，但并不是一一对应的关系；③不同研究的人群、样本量、基线年龄和镜片类型等差异可能造成结果的不一致。

既然作用于周边近视性离焦是角膜塑形镜控制近视的潜在机制，周边离焦的产生又是来自角膜上皮细胞的移行，那么通过改变镜片的设计产生不同的角膜塑形是否能提高其近视控制的效果呢？角膜地形图仪是一种观察角膜表面形态的仪器，研究发现配戴角膜塑形镜后反转弧区的角膜相对中央角膜变陡越多，其近视控制效果越好（Lee 等，2018）。也有研究者发现，将一定范围的角膜相对变陡量累积起来，其值越大近视控制效果也越好（Hu 等，2019）。这似乎说明角膜相对变陡量对减缓眼轴增长的影响可能存在剂量 - 反应的关系，那么增大角膜塑形镜反转弧的面积是否会产生更好的近视控制效果呢？这个观点目前还没有得到证实，Gifford 等人比较了两种不同光学区直径大小的角膜塑形镜，发现在配戴 7 天后地形图上治疗区大小有差异，而眼底相对周边屈光没有统计学差异。因此，需要更多的研究探索改变镜片设计来提升近视控制效果的可行性。

（3）角膜塑形镜配戴的安全性取决于配戴者的理解力和依从性

角膜塑形镜通过改变角膜的曲率来达到降低近视度数、提高裸眼视力的目的，因此，它降低近视度数的作用是有限的。研究表明，通过1个月的配戴，近视度数低于4.00 D的配戴者，约90%白天裸眼视力能达到4.9，而对于近视度数较高、角膜较平坦的配戴者，效果较差。同时，由于角膜自身有记忆功能，当第2天摘镜后或镜片停戴后，角膜会随记忆回弹，因此，角膜塑形镜改变屈光度的作用是暂时的和可逆的，完全停戴1个月，角膜会逐渐恢复到戴镜前的状态。

同时，角膜塑形镜属于一种特殊的接触镜，和角膜直接接触，验配不当，使用不规范，也会增加角膜损伤和感染的风险。所以，国家食品药品监督管理总局将角膜塑形镜列为三类医疗器械并进行重点监管，对角膜塑形镜的注册、从业人员的培训与资格认证、戴镜的操作与定期的随访等做出了严格的规定。因此，我们需要严格把控适应证，通过规范检查为配戴者选择合适的镜片，并对配戴者进行宣教和定期随访，从而保障角膜塑形镜的安全使用。只要做好以上规范，角膜塑形镜是一种安全的近视防控方法工具。Bullimore（2013）等人的研究表明，角膜塑形镜导致感染性角膜炎的发病率是7.7/10000，与硅水凝胶软镜配戴类似。

综上所述，配戴角膜塑形镜是一种有效的近视控制手段，其控制效果受诸多因素影响，未来仍需要更多的基础研究和临床研究阐明其控制近视的机制，并结合不同配戴者的眼部参数特征，设计更优化的个性化矫正方案，提升近视防控效果。

18. 临床上控制近视进展的有效方法之二：配戴多焦软性接触镜

近期的临床研究发现，多焦点设计的软性接触镜（简称多焦软镜）能有效控制儿童青少年近视的增长，它的近视控制效果受戴镜时长、镜片设计、配戴者年龄、屈光度等因素的影响。根据研究结果建议，将多焦软镜应用于儿童青少年近视控制，应采取日戴日抛的配戴方式，既简化了护理流程，又能有效降低感染性角膜炎的发病概率，从而保证有效性和安全性。

多焦软镜的历史最早可追溯到1938年，Feinbloom设计了分段式的双焦和三焦巩膜接触镜，但是由于这些镜片戴在眼睛上会旋转，无法稳定而没有应用于临床。1957年，DeCarl研制的双焦接触镜解决了旋转的问题，是目前多焦软镜设计的基础。

多焦软镜设计最初的目的是为了解决老视患者同时看远和看近的需求问题，因此在同一软镜上存在多个不同的屈光度，按中央区功能不同可分为两种：①中心看远，周边给予正镜近附加帮助看近；②周边看远，中心偏鼻侧给予正镜近附加辅助看近。

一些科学家基于近视基础研究的理论，开始探索多焦软镜用于青少年近视防控时的效果研究，研究发现中心看远的这种镜片在近视的儿童青少年使用时可起到延缓近视进展的效果（Walline，2016）。目前用于近视控制的两种主流多焦软镜设计为渐变多焦点设计和同心圆双焦设计。渐变多焦点设计的多焦软镜一般中央区域视远，从中央向外周近视度数减小，同心圆双焦设计的多焦软镜含有两种屈光度，即矫正近视的远用度数和包含近附加的近用度数，中央圆形区域为远用度数，紧挨着的同心圆环为近用度数，然后依次远用与近用交替出现，如图 31。

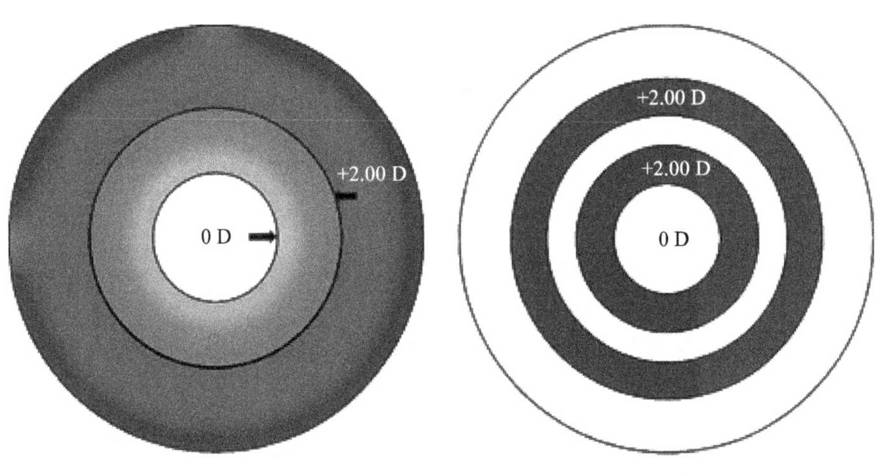

图 31　两种不同的多焦软镜设计

（1）科学研判多焦软镜控制近视的效果

通过科学研究资料分析多焦软镜控制近视的效果。2017 年，Li 等人总结了渐变多焦点设计软镜和同心圆双焦设计软镜的近视控制效果，通过分析 5 项随机对照试验与 3 项队列研究，认为同心圆双焦设计多焦软镜相较于对照组一年减缓 0.31 D 屈光度增长，减缓眼轴增长 0.12 mm；渐变多焦点设计多焦软镜相较于对照组一年减缓屈光度增长 0.22 D，减缓眼轴增长 0.10 mm。相对单光软镜或框架眼镜，这两种设计多焦软镜 2 年近视屈光度控制效果为 30% ～ 38%，眼轴控制效果为 31% ～ 51%，同心圆双焦设计似乎比渐变多焦点设计控制近视效果更好。

库博的 MiSight 多焦软镜在葡萄牙、英国、新加坡和加拿大 4 个国家进行了一项长达 3 年的双盲随机对照研究。研究发现，和单光软镜相比，MiSight 对青少年的近视屈光度控制效果在 1 年、2 年和 3 年分别达到 69%、59% 和 59%，眼轴控制效果为 63%、53% 和 52%。这项研究在种族、样本量和研究时长上较前人的研究都有较大的提升，因此，2019 年底，FDA 批准了 MiSight 多焦软镜用于 8 ～ 12 岁儿童近视控制，这也是首个获得 FDA 批准的近视控制产品（Chamberlain 等，2019）。

（2）多焦软镜控制近视机制

多焦软镜控制近视的效果已通过诸多研究证实，那么它是通过什么机制来控制近视呢？有学者认为，多焦软镜的近视控制作用可能和周边视网膜形成近视性离焦有关。“周边离焦”理论是在小鸡近视模型和猴子近视模型上通过精准设计的实验获得的实验结果和理论，这个理论在各种光学矫正设计中得到应用，也包括了多焦软镜的设计。

Berntsen 等人（2013）比较裸眼、配戴单光软镜和配戴渐变多焦点软镜这三种情况在 0°、20°、30° 和 40° 视近视远时的屈光状态。结果显示视远时，多焦软镜相较于单光软镜，在鼻侧 30°、40° 与颞侧 20°、30° 均出现近视性漂移；而单光软镜的相对周边屈光与裸眼相比没有差异。当注视 30 cm 视标时，多焦软镜相较于单光软镜在鼻侧 40° 与颞侧 20°、30° 出现近视性漂移，在鼻侧 20° 和中央出现远视性漂移；除了比较两种软镜之间的屈光状态差异，作者还描述了两种软镜看近时实际的屈光状态，单光软镜除了颞侧 40° 以外，其他各点均为远视离焦状态，多焦软镜在中央与鼻侧 20° 为远视，而在其他位置与 0° 没有差异，这意味着在看近时配戴多焦软镜产生周边正视状态，而单光软镜则产生周边远视状态（图 32）。

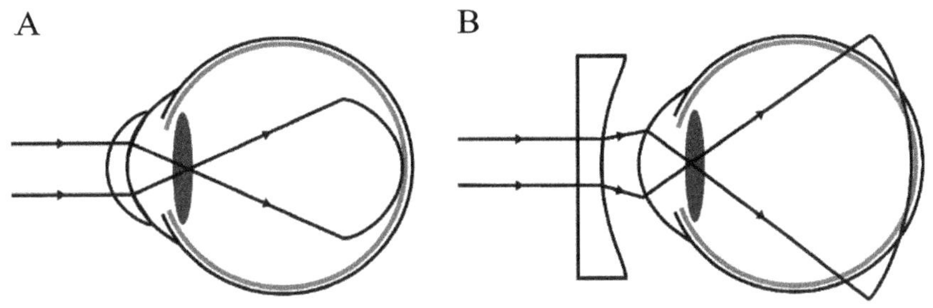

A：配戴多焦软镜后产生周边近视性离焦；B：配戴单光软镜产生周边远视性离焦。

图 32　配戴多焦软镜与配戴单光软镜后产生周边近视性离焦的对比示意

（3）多焦软镜控制近视的有效性和安全性

临床常用的光学近视干预方法工具包括角膜塑形镜、多焦软镜、渐变多焦框架眼镜和离焦设计框架眼镜等。通过荟萃分析发现角膜塑形镜与多焦软镜均具有中等的近视控制效果；渐变多焦框架眼镜的近视控制效果较弱；近期报道的离焦设计框架镜片与角膜塑形镜、多焦软镜具有相当的控制效果，但仍需要更多的研究进行验证（Huang 等，2016；Lam 等，2020）。多焦软镜作为近视干预工具的选择之一，它适合近视伴低度散光、护理要求简单、舒适度要求高的近视儿童青少年，当然，它的近视控制效果存在个体差异，受戴镜时长、镜片设计、配戴者年龄和屈光度等因素的影响。一般来讲，同心圆双焦设计多焦软镜戴镜时间越长、越早配戴、近视度数越低，其近视控制效果越好。因此，在选择多焦软镜控制近视时，需要综合考虑以上因素，以达到良好的近视控制效果。

由于需要控制近视发生发展的人群多为儿童青少年，因此多焦软镜建议采用日戴抛弃型镜片。日戴的模式降低了缺氧的风险；日抛的方式简化了护理流程，从而保证儿童青少年配戴的安全和便捷，也大大降低了感染性角膜炎的发病概率。

在选择多焦软镜作为近视防控手段工具时，需要综合评估配戴者的条件。这一防控手段工具主要适用于有近视控制需求，但又不适合或不愿配戴角膜塑形镜者，例如，近视度数过高或角膜曲率太平坦者配戴角膜塑形镜的风险相应增大，这时多焦软镜就是一个很好的选择。此外，验配时还需评估配戴者配戴时的视觉质量及主观感受。相较于角膜塑形镜，多焦软镜舒适度更强、适应更快、护理更简单，且摘镜后不存在屈光度回退问题。但尽管有以上诸多优点，验配多焦软镜进行近视控制时，必须到具有医疗资质的专业机构进行细致检查，严控适应证，选择合适镜片，配镜后接受规范的宣教，学习正确使用镜片并定期随访复查，从而保证这一手段在儿童青少年近视控制中的有效性和安全性。

19. 临床上控制近视进展的有效方法之三：低浓度阿托品滴眼剂

阿托品是抗胆碱药，为M- 受体阻断剂，是一种从茄科植物颠茄、曼陀罗或莨菪等提取的消旋莨菪碱，其碱酸盐为无色结晶或白色粉末，易溶于水。阿托品不仅用于眼科，在医学临床上的其他应用也是广泛应用的。

它临床的药理作用主要是解除平滑肌痉挛，量大可解除小血管痉挛，改善微循环，同时抑制腺体分泌，解除迷走神经对心脏的抑制，使心搏加快、瞳孔散大、眼压升高，兴奋呼吸中枢，解除呼吸抑制。阿托品容易从胃肠道及其他黏膜吸收，少量从皮肤吸收，当然也可以通过眼睛的结膜组织吸收，可迅速分布于全身组织，可透过血 – 脑脊液屏障，也能通过胎盘。

阿托品在眼科的应用，常见的有滴眼液和眼药膏这两种形式。阿托品滴眼液在眼科领域是一种成熟的药物，具有很长的使用历史，最早可以追溯到 20 世纪 60 年代（Wildsoet 等，2019）。最常用的浓度是 1%，临床上一直用作屈光检查的睫状肌麻痹和临床上的瞳孔扩大药物。阿托品是一种非选择性肌肉拮抗剂，能对抗肌肉的收缩，让肌肉麻痹后处于非收缩状态，因此能够有效麻痹睫状肌和散大瞳孔。

（1）阿托品与近视防控研究的历史

阿托品一直用于麻痹睫状肌，睫状肌麻痹后眼睛的调节随之放松了，而调节被认为和近视的发生发展存在很密切的联系。因此有关阿托品对近视的干预研究一直都在进行，随着研究的发展，证实了阿托品对近视进展具有良好的控制作用。

国内最早发表有关阿托品能阻止近视的研究者是胡诞宁教授，他在 1988 年提出长期使用 1% 阿托品对降低屈光度、提高视力有确切效果。但是阿托品的不良反应非常明显，由于这些不良反应的存在，再加上近视防控的主要对象是儿童青少年，有可能还需要长期使用，因此，一直未临床应用到近视防控中。

研究者一直都在用心研究阿托品，不断探索不同浓度的效果及如何将不良反应降低等。根据目前的研究资料，阿托品滴眼剂成了临床最早可用于治疗近视的药物，也是目前唯一经循证医学证实治疗近视的药物。动物实验结果表明，在豚鼠形觉剥夺性近视的形成过程中应用阿托品可以抑制近视的发生，但阿托品不能改善已经形成的近视。在雏鸡等动物模型上也验证了阿托品对预防近视的作用。其后在对人的研究中使用不同浓度的阿托品滴眼液，也证实了对近视发生发展的减缓作用。

近期温州医科大学团队收集了有关阿托品与近视防控研究的文献，对已论证过的 16 种儿童青少年近视防控方法的效果做了一个对比研究分析，论文发表在高影响力专业杂志 *Ophthalmology* 上（Huang 等，2016），该分析文章对这些近视防控的干预方法做了汇总排名，从眼轴变化的速度来看，对近视控制效果从高到低的前三位是高浓度阿托品、中浓度阿托品和低浓度阿托品。

有一项研究非常值得我们借鉴，即《阿托品控制近视的 5 年临床研究》（*Five-Year Clinical Trial on Atropine for the Treatment of Myopia*，ATOM）。该项研究中用阿托品近视控制前 2 年，1.0%、0.5%、0.1%、0.01% 浓度的阿托品分别延缓近视的发展程度是 80%、75%、70%、60%。用 0.01% 阿托品近视控制，5 年近视进展不超过 1.40 D，而未用药的对照组，在 2.5 年时近视进展就达到 1.40 D 了。

这些研究文献，把对阿托品的临床有效性及安全使用的探索，又往前推进了一大步。

（2）阿托品的作用机制有多种学说

阿托品控制近视发展的机制是什么？

早期被提出的调节紧张学说，认为阿托品是通过对睫状肌的麻痹作用和对眼调节功能的阻滞来发挥作用的，这被后面很多研究所否定。

最近几年，更多科学研究认为阿托品通过非调节机制控制近视，即阿托品抑制眼轴增长的作用并不是通过麻痹睫状肌、放松调节实现的，而是通过抑制后极部巩膜重塑延缓眼轴增长来实现的，是由 M1 和 M4 受体介导，通过作用于 M1 和 M4 受体来实现的。

非调节机制的例子很多，如雏鸡的睫状肌是横纹肌，该横纹睫状肌是由尼古丁受体而不是毒碱受体神经支配的，而阿托品可以有效预防雏鸡的近视，这表明阿托品不是完全通过阻断调节来减缓近视进展，而是通过尼古丁受体途径来减缓近视进展。

Gallego 等人对诱导的雏鸡近视模型进行阿托品治疗的研究，发现阿托品抑制近视进展的作用主要表现在对巩膜的形态学变化的影响上，巩膜神经纤维层增厚，而软骨层变薄，这些变化导致屈光不正向正视化方向恢复，眼轴停止增长，因此认为阿托品是通过作用于巩膜纤维层发挥控制近视的作用。

Arumugam 等人于 2012 在 *IOVS* 上发表了基于受体的 M1

和 M4 途径抑制实验诱导的树鼩轴性近视的证据，表明选择性作用于 M1 和 M4 受体的毒蕈碱受体拮抗剂对形觉剥夺性近视增长具有显著的抑制作用。

阿托品是一种非选择性的毒蕈碱受体拮抗剂，对不同受体均有作用。因此，猜测阿托品对近视的控制作用是通过作用于 M1 和 M4 受体来实现的。目前有两种理论可以解释这一点：①阿托品通过神经化学级联反应在相对较低的剂量下发挥作用，该级联反应始于视网膜（可能是无长突细胞）中的 M1、M4 受体；②阿托品通过非毒蕈碱机制抑制糖胺聚糖的合成，从而直接作用于巩膜成纤维细胞。

（3）科学分析阿托品的近视防控效果

1）有效性和浓度紧密关联。2012 年，Chia 团队在 *Ophthalmology* 上发表了使用阿托品延缓儿童近视进展的相关研究。ATOM（Atropine for the Treatment of Myopia）研究是一项旨在探讨不同浓度阿托品滴眼剂对儿童近视治疗作用、安全性和前瞻性随机双盲研究（图 33）。在第一阶段研究中，发现阿托品的浓度越高，近视控制作用越好，但在停药后，近视反弹也越快。在第二阶段研究中，给予近视儿童 0.01% 的阿托品，持续 2 年后再停药 1 年。在第二阶段开始时，3 个阿托品组的眼轴长度差别不大，然而到第二阶段结束时，0.01% 组的平均眼轴长度变化 [（0.19 ± 0.18）mm] 小于 0.1% 组 [（0.24 ± 0.21)mm] 和 0.5% 组

[（0.26 ± 0.23）mm]，结果显示，该浓度阿托品能有效减缓近视加深的速度，而且停药后的近视反弹现象不明显。因此可以得出结论，在为期 5 年试验期中，与高剂量阿托品比较，0.01% 的剂量对于减缓近视进展最有效，且不良反应较少。

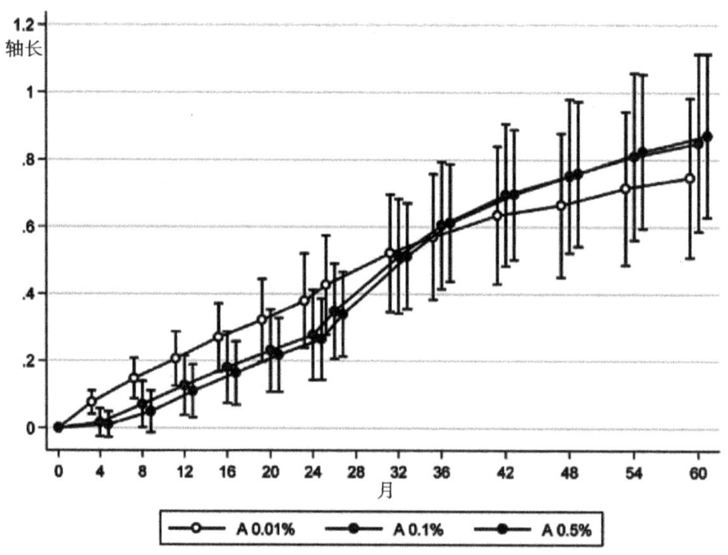

图 33　不同治疗组（阿托品浓度 0. 01%、0. 1%、0. 5%）的眼轴长度随时间的平均变化（Chia 等，2012）

另一项最新的由 Yam 团队于 2020 年发表在 *Ophthalmology* 的研究（图 34），为了评估不同低浓度阿托品滴眼液的近视控制效果及其安全性，LAMP（Low-Concentration Atropine for Myopia Progression）选择了 0.05%、0.025% 和 0.01% 3 种低浓度阿托品滴眼液来进行长达 5 年的试验，以确定哪种浓度是长期控制近视的最佳浓度。在试验的第一阶段，在使用 0.05%、0.025% 和

0.01% 3 种不同浓度阿托品滴眼液 1 年的试验中发现，0.05% 的阿托品滴眼液治疗效果最好，在 1 年内控制屈光度进展和眼轴延长最有效，而且 3 组受试者的耐受性都良好，没有对视力相关的生活质量造成不良影响。出于伦理的考虑，在第二年将安慰剂组转换为 0.05% 阿托品组，虽然 0.01% 阿托品在第二年表现出较好的疗效，但在两年的总时间中仍然是 0.05% 阿托品组近视控制效果最佳。

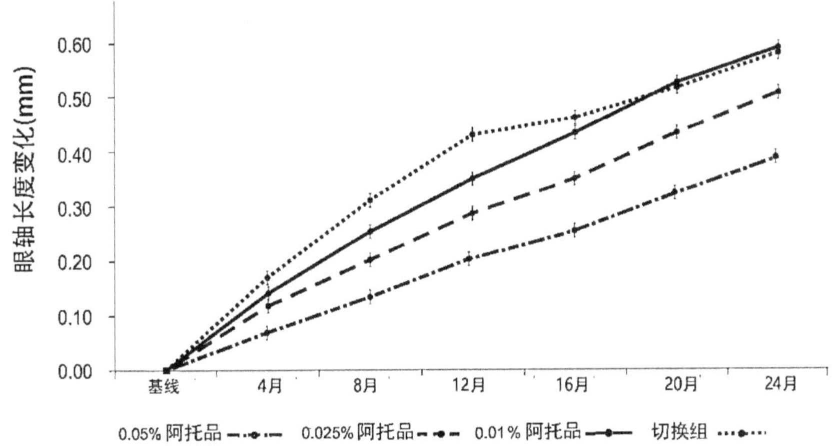

图 34 不同治疗组（阿托品浓度 0.05%、0.025% 和 0.01%）、切换组的眼轴长度随时间的平均变化（Yam 等，2020）

2）阿托品停药后存在反弹现象。阿托品停药后的反弹现象（Yam 等，2020）也一直是关注的重点，在 ATOM 研究中的所有参与者在接受阿托品治疗 2 年后，停止使用阿托品 1 年并进行观察。在停止使用阿托品 1 年后，0.01% 组 24%、0.1% 组

59% 和 0.5% 组 68% 的受试者近视进展超过 0.5 D。与眼轴的增长情况相比，这种反弹印象在睫状肌麻痹后屈光度的变化上表现得更为显著，长期规律使用阿托品可以有效控制近视增长，但停药后会有不同程度的屈光度反弹现象。ATOM 研究中观察到的“反弹现象”可以部分地解释为阿托品比 1% 环戊酯有更大的睫状肌麻痹效应，从而给人一种印象，即阿托品第二年减缓近视进展的效果比第一年的实际效果更好。这在停药后就表现出反弹效应的印象，然而实际上，在做睫状肌麻痹屈光时观察到的反弹效应要小很多，但在眼轴的变化上，因为阿托品抑制轴向伸长的信号，突然停药后停用高浓度组比停用低浓度组会出现更严重的反弹效应，也就是会导致更快的眼轴增长。这些发现表明，阿托品的使用应该按浓度逐渐减少，而不是突然停止。

3）阿托品用于儿童青少年近视防控时，需要关注其长期使用的安全性。近视控制治疗的最终目标将是在眼睛生长最活跃的年龄减缓近视进展，使得最终的近视水平低于允许眼睛自然生长的水平，从而减少高度近视的发生率。如果较少的人发展为高度近视或病理性近视，那么也就有较少的人可能会发展出潜在的致盲近视并发症，如后葡萄肿、黄斑脉络膜新生血管、视网膜脱离和青光眼。除去常规的光学干预措施，对于像 0.01% 的阿托品这样有效的低成本近视延缓药物的需求是迫切的，如果能将其发展为一种公共卫生干预措施，那么这将在临床和经济上都是有意义的。

虽然阿托品的确切作用机制和作用部位尚不清楚，但不同浓度的阿托品（低浓度，≤ 0.01%；中浓度，＞ 0.01%、＜ 0.5%；高浓度，≥ 0.5% ～ 1.0%）已被广泛用作眼药水。由于缺少确凿的证据，它在儿童中的使用仍然存在争议。阿托品治疗儿童近视的临床价值和剂量也存在一些不确定性（Chia 等，2016）。2013 年发表在 *IOVS* 上的一篇文献中认为，阿托品的用药浓度低于 0.02% 时，不会引起任何与瞳孔扩张或调节能力下降相关的症状。而随着用药浓度的增加，不良反应发生率也是增加的，程度也是加重的。因此，不良反应是浓度依赖性的（Cooper 等，2013）。过往的大多数文献已经对阿托品的不良反应进行了定性分析，但缺乏对其的定量评估。2017 年发表在 *JAMA Ophthalmol* 上的一篇荟萃分析，在汇总了以往多篇高质量文献研究结果的基础上，对不同浓度阿托品的不良反应进行了定量分析。在所有被纳入的研究中，阿托品组的 2425 名患者总共报告了 308 起不良反应事件，发生率为 12.7%。其中，最常见的是畏光（205/816，25.1%），其次是近视力差（48/636，7.5%）和过敏（20/679，2.9%）。其他不良反应包括头痛、脉络膜炎、全身反应，以及发生在不到 1% 的患者身上的不良反应。

目前已知的不良反应有如下几个方面。

畏光（photophobia）：低浓度阿托品畏光发生率为 6.3%，中浓度阿托品为 17.8%，高浓度阿托品为 43.1%，随着浓度的增加，这种不良反应的发生率增加。畏光发生率与阿托品浓度呈中度相关。亚洲人畏光发生率为 61.5%，白种人为 38.4%。

近视力差（poor near visual acuity）：低浓度阿托品近视力不良发生率为 2.3%，中浓度阿托品为 11.9%，高浓度阿托品为 11.6%。亚洲人近视力低下发生率为 4.9%，白种人为 10.7%。

过敏（allergy）：中浓度阿托品过敏发生率为 2.9%，高浓度阿托品为 3.9%。亚洲人过敏发生率为 3.0%，白种人为 3.7%。

其他不良反应发生率（other adverse effects）：低浓度阿托品其他不良反应发生率为 4.8%，中浓度阿托品为 11%，高浓度阿托品为 11.2%。其他不良反应事件（即脉络肿和全身反应）的发生率亚洲人为 3.3%，白种人为 12.2%。也有文献发现由于种族和虹膜颜色等因素对睫状肌麻痹效果的影响，所以阿托品在白种人轻度色素沉着眼睛中的不良反应可能会更严重。

瞳孔大小变化：阿托品是一种 M 受体的非选择性拮抗剂，在将其用于睫状肌麻痹的同时会抑制瞳孔括约肌的收缩，造成瞳孔的散大。2018 年，一篇发表在 *Graefes Arch Clin Exp Ophthalmol* 上的研究阿托品对青壮年眼调节和瞳孔大小的短期影响的文献报道（Hakan 等，2018），得出的结论是 0.01% 阿托品滴眼液滴眼 12 小时后在明视和中视的情况下瞳孔都是明显放大的（图 35）。瞳孔大小在白天有所恢复，但与前一天测量的基线参数相比，晚上的瞳孔仍然明显增大。那么是否是阿托品的浓度越高，瞳孔散开得越大呢？2020 年发表在 *Br J Ophthalmol* 上的一篇文献当中得出了阿托品治疗组的瞳孔直径变化无浓度依赖性反应的结论（Fu 等，2020）。

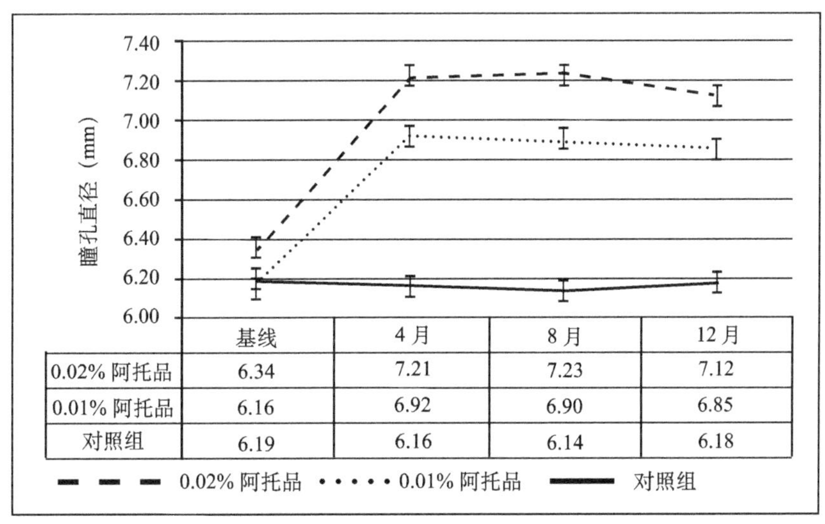

	基线	4 月	8 月	12 月
0.02% 阿托品	6.34	7.21	7.23	7.12
0.01% 阿托品	6.16	6.92	6.90	6.85
对照组	6.19	6.16	6.14	6.18

图 35　不同治疗组（阿托品浓度 0.01%、0.02%）、对照组的瞳孔大小随时间的平均变化（Fu 等，2020）

上述的药物不良反应在阿托品的临床应用中必须加以考虑，如何避免和减少影响是关键，在保证合理的有效性前提下降低药物的浓度是一个较好的解决方法。

4）阿托品在近视干预上的临床应用更值得期待。阿托品使用历史很长，是一种“旧药”，而对于长期使用控制近视发展来看，使用的时间模式和浓度都有所变化，因此又是一种“新药”。

对于把阿托品作为预防近视进展方法的报道已近 200 年。然而，美国食品药物监督管理局只批准阿托品用于弱视治疗，而不批准其用于近视控制。而我国国家食品药品监督管理总局也尚未批准使用低浓度阿托品作为控制儿童近视进展的一项干预措施使用。通过前人的研究，尽管我们已经对低浓度阿托品针对近视进展的控制效果及其可能带来的不良反应有了相当的了解，但由于仍不明确它的作用机制，国内仍不能将其广泛用作控制近视进展，尚需要更多的基础和临床研究来支持和指导使用。

目前我国国家食品药品监督管理总局还没有批准生产用于儿童近视控制的低浓度阿托品滴眼液，因此没有任何渠道能购买到用于儿童近视控制的 0.01% 阿托品滴眼液药品。国内的家长多自行配制滴眼液，或者直接到新加坡等地购买。

国内有一些医疗机构自己配制 0.01% 的阿托品滴眼液进行临床研究（需签署知情同意书，并在医生的密切监控下使用的临床研究）。作为一个还处在临床研究阶段的新药，阿托品的临床使用还存在一些争议。同时，阿托品对于控制近视增长的作用位点和机制尚不明确，需进一步进行实验研究。虽然阿托品治疗近视的短期有效性和安全性已经得到证实，但是对于长期有效性，特别是考虑到经阿托品治疗停止后近视程度加重的儿童青少年，阿托品的长期有效性和安全性仍不明确，因此将阿托品用于控制近视进展作用的研究还在路上。

2018 年开始就有医药企业向国家食品药品监督管理总局申请注册 0.01% 的阿托品滴眼液，并获得受理，但经国家食品药品监督管理总局审查，申请产品不符合药品注册的有关要求，未能批准注册申请。另一方面，国家食品药品监督管理总局已经同意开展一项延缓儿童青少年近视进展的临床试验，签发了临床试验通知书，目前相关工作正在进行中。

我国已经启动了把阿托品用于近视防控的安全性和有效性的多中心三期药物临床研究，期待有更积极的结果，让阿托品在近视干预方面成为大家可信赖、可操作的临床方法。该多中心临床研究的关键点在于明确长期使用低浓度阿托品滴眼液的安全性是否可控，同时是否能得到可行的建议使用浓度，给出关于治疗开始时间、治疗持续时间和治疗停止时间的临床指导，如果未来想真正将阿托品更有效地应用于临床，需对以上问题进行进一步探讨和研究。而对于未来的发展方向，将阿托品的使用与其他形式的近视控制手段相结合也是值得考虑的。

20. 临床上控制近视进展的有效方法之四：配戴框架眼镜

对于屈光不正者而言，选择验配框架眼镜者约占矫正比 80% 以上，从方便和安全的角度来看，框架眼镜适合儿童青少年，它选择多、与眼睛表面没有接触、方便更换，同时，还具备一些时尚元素。

框架眼镜矫正近视的原理为，通过凹透镜发散入眼光线，使得入眼光线能汇聚在眼睛的视网膜平面，达到清晰视觉成像的效果。从图 36 中可以看出，眼镜是通过对成像光路的改变，而实现了清晰成像的目标。眼镜并没有改变近视眼本身，对隐形眼镜等的矫正也是同样的光学原理。

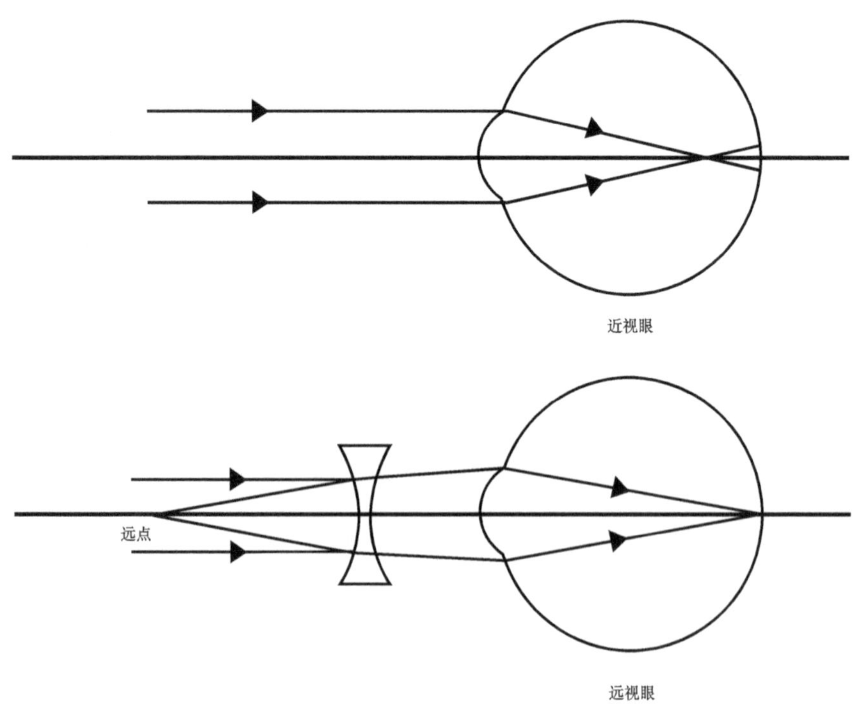

图 36　框架眼镜矫正近视原理

随着科技进步，光学材料和光学镜片设计及其加工技术得到了革命性创新，框架眼镜的镜片科学设计很有优势，目前光学镜片设计从简单分类看有：单光（single vision，SV）镜片，双焦和多焦点镜片（progress addition spectacles，PAL），周边离焦等特殊设计的镜片，随着基础研究和临床研究的深入，光学成像与近视发生发展的关系得到不断探索，基于这些研究，可以通过探究框架眼镜镜片的设计来探索其实际临床效果。

（1）有关单光镜片与近视防控的研究进展

动物研究结果显示，周边视网膜屈光状态对眼睛生长调控和屈光发育起作用。有研究指出，近视患者在使用单光镜片完全矫正后，周边视网膜出现相对远视现象。多数的近视儿童青少年使用单光镜片矫正近视，数据统计发现，单光镜片的足矫状态比欠矫状态对延缓近视加深更有效。黄锦海等学者发表的一篇荟萃分析的研究结果也显示，配戴欠矫单光镜片的儿童青少年，每年比配戴足矫单光镜片的儿童青少年增加 0.11 D（Huang 等，2015）。

所以，常规的临床工作中，当发现儿童青少年已经处于真正的近视状态，根据以往的统计数据分析和指导，一般的建议是先验配戴框架眼镜，使孩子的眼睛处于矫正状态比不矫正相对更有利于延缓近视进展。如果家长和患者选择配戴单光镜片，在医学验光的前提下，建议采用足矫的方案。目前的单光镜片在市场中最广泛，无论从价格、款式、方式等方面都有更多选择，是很多家长和孩子的首选。

（2）近阅读附加设计的眼镜片在近视防控中的作用原理

近阅读附加镜（addition，ADD）是在镜片上附加阅读区域的度数。双焦点镜片是一种近附加设计的镜片，在镜片上方视远区和下方视近区之间有一条明显的分界线，三焦点同理，而渐进多焦点镜片（progressive addition lenses，PAL）的主要特点是在镜片上方固定的视远区和镜片下方固定的视近区之间有一段屈光度连续变化的过渡区域，被称为渐变区，从而实现了镜片上方远用区域到下方近用区域的连续变焦过程（图 37）。

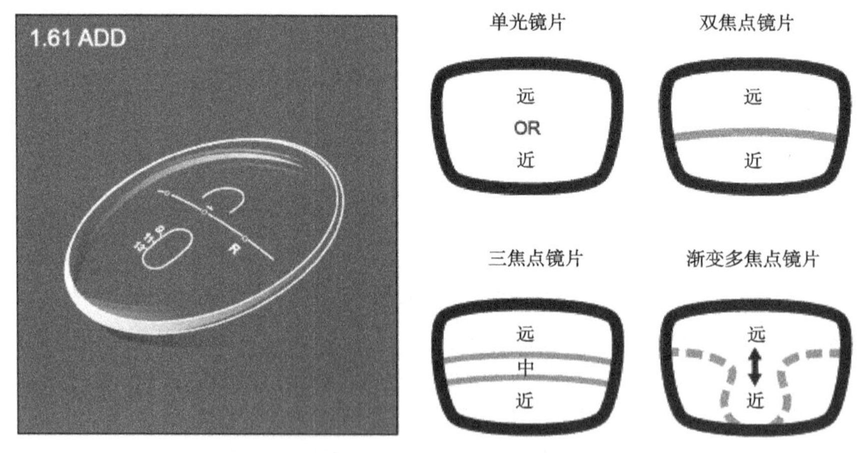

图 37　具有 ADD 设计的镜片

近视的调节理论认为，儿童青少年近视的进展与近距离工作时眼调节紧张有关，近距离阅读时眼处于调节滞后状态。还有一种假设认为，视网膜模糊像是近视发生发展的重要因素。近视儿童青少年配戴视远单光镜片时，中距离和近距离模糊可能是导致近视进展的一个重要因素。从这个意义上理解，配戴双焦和渐变镜片可以控制近视的可能原理是它能减少调节和（或）减少近距离工作时的调节滞后，从而减少触发眼轴增长的可能性。

传统的双焦眼镜控制近视的理论是它减少或消除长时间近距离工作时的调节滞后，因为调节滞后是远视性离焦的潜在来源。另一种推论认为，配戴双焦镜片可以减少调节，与之相关的睫状肌张力降低会相应地减少巩膜的压力。此外，双焦镜片和多焦镜片设计均会使周边视网膜，至少是上方视网膜产生一定的近视性离焦量。

渐进多焦点镜片与双焦点镜片相比，其优点是连续清晰的视觉，且镜片的外观与普通镜片相似，使受试者的依从性增加。渐进多焦点镜片的另一个临床应用是可解决某些双眼视觉功能异常的问题。因此，近年来，渐进多焦点镜片从单纯用于矫正老视到被逐渐应用到了控制青少年近视进展和矫正双眼视觉功能异常的领域，这些患者多为青少年和青年人，对镜片的外观、光学性能、舒适度有很高的要求，渐变镜能较好地解决这些问题。调节不足和集合过度是临床上较常见的双眼视觉异常，调节不足的主要原因是调节幅度小于正常范围，表现为近距离阅读或工作时视力模糊、眼睛酸痛、头痛。渐变镜的 ADD 设计可以补偿近距离工作引起的调节不足量。集合过度患者近距离工作时集合和调节过大，AC/A 比率很高，渐变镜的 ADD

设计可以有效地放松调节，使集合在正常范围内。

关于双焦和渐变镜片能否有效控制青少年近视进展的研究已经开展不少，各种研究结果所呈现的近视控制效果之间的差异很大。早期有研究表明，双焦镜片对近视控制没有效果，而近几年也有相应的研究表明它能在一定程度上减缓近视进展（El-Nimri 等，2019）。研究发现，双焦镜片比单焦镜片更能减缓近视进展，每年少增加近视约 0.50 D；对高调节滞后的群体，双焦镜片与棱镜加双焦镜片控制效果相近；对低调节滞后的群体，棱镜加双焦镜片比双焦镜片更有效。其中一个较有影响力的研究始于 1998 年，即由美国国家眼科研究院（National Eye Institute，NEI）牵头，联合四家视光学院（新英格兰视光学院、费城大学视光学院、伯明翰视光学院和休斯敦大学视光学院）共同实施的 COMET（Correction of Myopia Evaluation Trial）研究，共完成 462 例 6 ～ 11 岁学龄儿童的 3 年随访，发现渐变镜片可有效地延缓近视进展，但 0.20 D 差异的临床意义并不大，而且疗效主要发生在第 1 年。

另外，在上海、北京、温州等地也开展了多中心渐变镜片延缓近视进展的研究。多数其他研究认为，PAL 对近视进展没有控制作用。一些研究发现，PAL 对近视进展控制效力较弱，与单光镜片组相比无显著性差异，或即使有统计学意义上的差异但并不具备临床意义（0.27 D）。中国的一项渐变镜片研究发现只有延缓 0.26 D 进展的效果，对于父母没有中高度近视，且没有内隐斜的女孩相对来说有一点优势（Yang 等，2009）。另有研究发现，近距离检查内隐斜可以通过集合和调节之间的交叉偶联而减少双眼视下的调节滞后，ADD 可以减少调节滞后还可以减轻内隐斜量和负性融合性集合，加强调节和集合之间的平衡，对于调节滞后较大，以及存在内隐斜的儿童，使用 +2.00 D 近附加的 PAL 可观察到更佳的控制效果（0.28 D），但同样不具有临床意义（PEDIG，2011）。中国（内地、香港地区）和日本进行的近视控制研究（与单光镜片相比，PAL 使用 +1.50 D 或 +2.00 D 的近附加）发现，虽然 PAL 可以显著减缓近视的进展，但与单光镜片的差异＜ 0.25 D，不具有临床意义。2 年临床观察中，SV、PAL 近附加 +1.50 D 和 PAL 近附加 +2.00 D 3 组近视进展分别为 –1.23 D、–0.76 D、–0.66 D。这表明 PAL 能延缓近视进展，且 ADD+2.00 D 比 ADD+1.50 D 更有效。

由此，基于现有的临床研究数据，ADD 设计的眼镜片，只对某些特殊的群体（如存在特定调节问题的儿童青少年）有部分控制近视进展的作用，所以，在临床中也没有得到大力的推广应用。

（3）周边离焦设计镜片与近视防控的研究

我们来了解一下“周边离焦”，用图 38 来示意，正常情况下，当眼处于静止（调节放松）状态下，5 m 远的物体发出的平行光线进入眼内，通过眼的屈光系统聚焦于视网膜上，而焦点落在视网膜前者称为近视离焦，落在视网膜后者称为远视离焦。

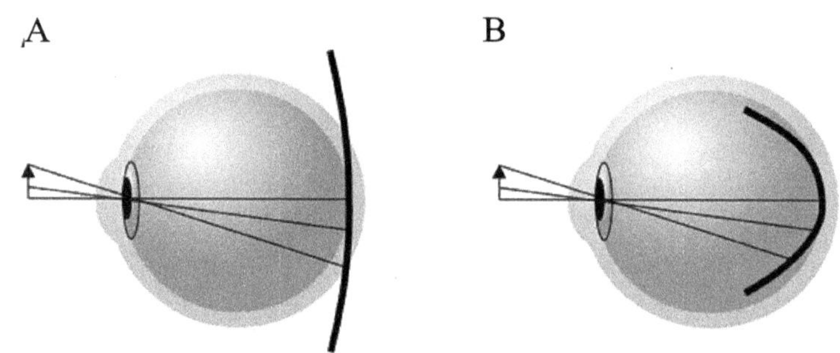

图 38 远视离焦（A）和近视离焦（B）模式

科学家对“周边离焦”概念的提出和不断深入探索，最近几年研究发现：在早期的动物实验中，研究人员通过干扰动物的正常视觉，观察动物眼球形成屈光不正的过程，发现在动物眼球内形成不同种类的离焦刺激，会对动物眼睛的生长起到截然相反的诱导作用。远视离焦（即成像在视网膜之后）会诱导动物眼球往视网膜后方的位置生长，眼轴增长，眼球的屈光状态向近视发展；近视离焦（即成像在视网膜之前）则诱导动物眼球往视网膜前方的位置生长，眼轴变短，眼球的屈光状态向远视发展。基于这一发现，人们推测，“周边离焦”信号可能在近视发生发展中起主要的反馈引导或诱导作用。

以美国休斯敦大学视光学院 Earl Smith 教授为代表的各路科学研究团队在动物模型上进行了深入探索，获得不少发现。大致可以总结为以下几点：①人的眼球是椭球形的，普通的单焦点镜片只有一个光度，通过镜片看到的物体可以清晰地成像在视网膜上，但通过镜片的周边看到的物体却成像在视网膜的后面，称为周边远视性离焦。②由于人眼有“看清物体”的自制机制，为了消除周边远视性离焦而导致眼球向后拉长，以达到周边成像在视网膜上，结果导致近视加深。③如果可以通过镜片使周边成像在视网膜上或在视网膜前，称为聚焦或周边近视性离焦，就切断了眼球拉长的原动力，达到抑制近视加深的目的。

基于以上的基础研究和理论体系，科学家和光学工程师均从不同角度提出了如何实现及时防控的研究设计方向，即通过光学镜片的“周边离焦”设计来实现阻止近视发生发展的目标。图 39 演示了通过周边近视性离焦设计，达到近视防控目标的机制。

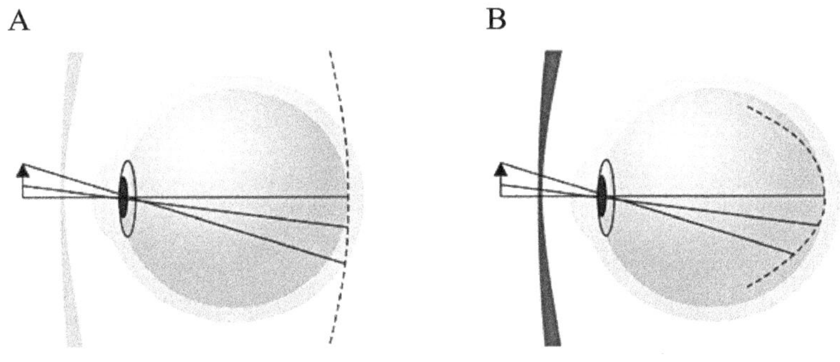

A：镜片矫正的近视眼睛在中心将物像投射在视网膜上；B：周边部位投射在视网膜前方（或视网膜上）。

图 39　周边近视性离焦设计镜片

Kanda H 团队在 2018 年启动了为期两年的临床随访研究。研究针对 207 名 6 ～ 12 岁近视儿童，采用周边近视性离焦设计镜片。经过两年的临床观察，周边离焦镜片组(1.43 D)与对照组(1.39 D) 没有明显区别。

2020 年发表的一篇论文，是香港理工大学科研团队对近视离焦理论更深入的研究发现，在视网膜上成清晰像的同时，在人眼内形成近视性离焦，可以有效地控制近视度数的增长。据此，他们研发了“多区正向光学离焦”(defocus incorporated multiple segments，DIMS ）镜片（ 图 40)，DIMS 镜片设计从概念上讲，是在视网膜前面形成一个近视离焦，产生促使眼轴变短的刺激信号（ Lam 等，2020)。

该研究团队经过两年的临床观察，发现与配戴普通单焦点镜片的试验对象相比，DIMS 镜片控制近视度数增长的效果达 59%，控制眼轴变长的效果达 60%（ Zhang 等，2020)。

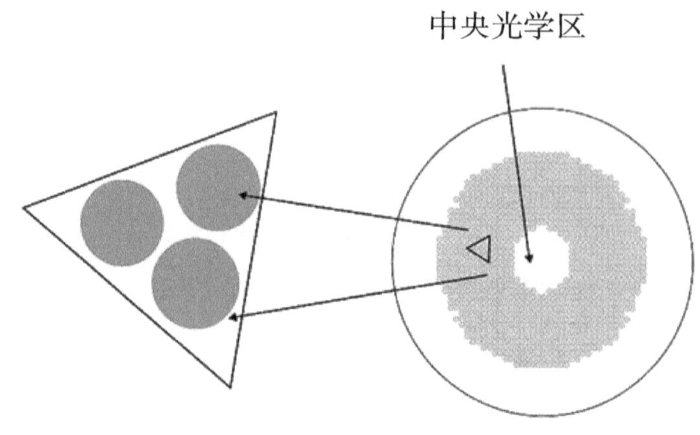

图 40　DIMS 镜片设计结构

关键名词释义速查

高度近视：屈光度 < – 6.00 D 的近视称为高度近视（参照中国《眼科学》教科书标准，WHO 定义为 < – 5.00 D）。

高度近视率：在特定的时间段和人群中，经检测认定为高度近视人数占有效筛查人数的百分比。

近视：在调节放松状态下，平行光线经眼球屈光系统后聚焦在视网膜之前的现象，典型的近视者表现为视近清楚，视远不清楚，临床上以屈光度 < – 0.50 D 作为主要的判定依据。

近视个体视力矫正：达到正常水平（5.0）需要配戴 600 度以上眼镜时，称为高度近视，如高度近视个体 18 岁后近视度数仍然持续增加，并出现系列眼部并发症，称为病理性近视。病理性近视可出现矫正视力下降，甚至失明。

近视矫正：经过科学验光，应用合适的凹透镜使光线进入眼屈光系统后聚焦在视网膜上，以达到近视个体远距离视物能力的提高。

近视矫正不足率：经检测判定为近视且已经配戴眼镜，但所配戴的眼镜未将近视个体的视力矫正至正常水平的人数占近视人数的百分比。

近视率：指近视患病率，即在特定的时间段和人群中，经检测认定为近视的人数占有效筛查人数的百分比。

近视未矫正率：经检测判定为近视，但尚未配戴适当度数眼镜进行矫正的人数占近视人数的百分比。

弱视：眼球没有明显的器质性病变，而检测眼最佳矫正视力低于同龄正常视力（一般定义为低于 4.9）。

散光：平行光线经眼屈光系统后在视网膜上的成像不是一个焦点，而是在空间不同位置上的两条焦线或一个弥散圆的现象。

散光率：在特定的时间段和人群中，经检测认定为散光的人数占有效筛查人数的百分比。

数据异常率：本报告中将视力正常而屈光异常，或视力异常而屈光正常的检测结果称为数据异常，数据异常人数占有效筛查人数的百分比称为数据异常率。数据异常一般是由于中小学生较强的眼调节能力造成的检测误差，视力、屈光检测人员操作不熟练、不规范也会引入检测误差。

有效筛查：在某次近视检测或普查中，视力和屈光检测结果符合专业标准，且各项记录符合相应规则的个体记为有效筛查。

有效筛查率：某一次检测或普查中，有效筛查人数占总筛查人数的百分比。

远视：当调节放松时，平行光线经过眼的屈光系统后聚焦在视网膜之后，称为远视，典型的远视者视远不清，视近更不清。

远视率：在特定的时间段和人群中，经检测认定为远视的人数占有效筛查人数的百分比。

普查数据预处理方法及原则

普查过程中，由于检测设备设置、检测过程不规范或检测组织工作不到位等原因，可能会产生一些不规范或不利于普查统计分析的数据，针对总体普查数据需要进行数据预处理和异常数据的过滤。

（1）单一数据过滤原则

1）去除非盲个体裸眼视力、屈光存在缺失的数据。

2）去除屈光检测数据全部为 0 的数据。

3）去除视力、屈光记录不符合标准的数据。

（2）群体信息过滤原则

1）球镜数据全部为正值的学校或班级。

2）球镜、柱镜以眼镜度数记录的学校或班级。

3）普查率低于 80% 的学校或班级。

4）与眼病相关的特殊学校学生检测结果。

注：温州市在籍中小学生 1 100 959 人，收集检测数据 970 247 条，普查率达到 88.15%，普查时间由 2020 年 5 月 25 日起，至 6 月 17 日暂时截止，共计筛查 1 274 所学校（按学部划分，后续不再重复说明）。经分析，本次普查形成的检测数据 970 493 名学生中，有效数据 932 912 名学生占比达到 96.13%，37 581 名学生（含特殊学校学生）检测结果未通过过滤标准，未纳入数据统计之中。

眼屈光异常评判标准

（1）眼视光异常初检结论标准

1）近视（疑似）初检结论下达标准：①单眼裸眼视力低于 5.0，等效球镜 <–0.50 D；②单眼裸眼视力低于 5.0，球镜 <–6.00 D，记为高度近视；③配戴角膜塑形镜（OK 镜）有度数记录，且有戴镜（矫正）视力记录。

2）远视（疑似）初检结论下达标准：球镜值 >+2.00 D。

3）散光（疑似）初检结论下达标准：柱镜值 <–0.75 D。

（2）初检辅助提示

视力正常，球镜为 0.00 D ～ +2.00 D，表明有一定的远视储备，提示保持良好的用眼习惯。

视力正常，球镜为 0.00 D ～ –0.50 D，表明远视储备不足，提示存在近视风险，需要改善用眼习惯。

初判为近视，但未记录戴镜视力，记为未矫正（结合现场询问情况），提示至有资质医疗机构复查，遵医嘱配镜。

初判为近视，且戴镜视力小于 4.9，记为矫正不足，提示至有资质医疗机构复查，遵医嘱调整眼镜度数。

视力正常但屈光异常或视力低于 4.9 但屈光正常，提示重新检测。

参考文献

1. CHEN S，ZHI Z，RUAN Q，et al. Bright Light Suppresses Form-Deprivation Myopia Development With Activation of Dopamine D1 Receptor Signaling in the ON Pathway in Retina. Invest Ophthalmol Vis Sci，2017，58（4）：2306-2316.

2. ZHOU X，PARDUE M T，IUVONE P M，et al. Dopamine signaling and myopia development：What are the key challenges. Prog Retin Eye Res，2017，61：60-71.

3. CHENG Z Y，WANG X P，SCHMID K L，et al. GABAB receptor antagonist CGP46381 inhibits form-deprivation myopia development in guinea pigs. Biomed Res Int，2015，2015：207312.

4. GUOPING L，XIANG Y，JIANFENG W，et al. Alterations of Glutamate and γ-Aminobutyric Acid Expressions in Normal and Myopic Eye Development in Guinea Pigs. Invest Ophthalmol Vis Sci，2017，58（2）：1256-1265.

5. HARPER A R，SUMMERS J A. The dynamic sclera：extracellular matrix remodeling in normal ocular growth and myopia development. Exp Eye Res，2015，133：100-111.

6. LEWIS J A，GARCIA M B，RANI L，et al. Intact globe inflation testing of changes in scleral mechanics in myopia and recovery. Exp Eye Res，2014，127：42-48.

7. WU H，CHEN W，ZHAO F，et al. Scleral hypoxia is a target for myopia control. Proc Natl Acad Sci U S A，2018，115（30）：E7091-E7100.

8. JIANG L，GARCIA M B，HAMMOND D，et al. Strain-Dependent

Differences in Sensitivity to Myopia-Inducing Stimuli in Guinea Pigs and Role of Choroid. Invest Ophthalmol Vis Sci，2019，60（4）：1226-1233.

9. ZHANG S，ZHANG G，ZHOU X，et al. Changes in Choroidal Thickness and Choroidal Blood Perfusion in Guinea Pig Myopia. Invest Ophthalmol Vis Sci，2019，60（8）：3074-3083.

10. GUPTA P，THAKKU S G，SAW S M，et al. Characterization of Choroidal Morphologic and Vascular Features in Young Men With High Myopia Using Spectral-Domain Optical Coherence Tomography. Am J Ophthalmol，2017，177：27-33.

11. HE M，XIANG F，ZENG Y，et al. Effect of Time Spent Outdoors at School on the Development of Myopia Among Children in China：A Randomized Clinical Trial. JAMA，2015，314（11）：1142-1148.

12. 瞿佳，周翔天．提升近视防治研究水平的难点与要点．中华医学杂志，2014，94（17）：1281-1283.

13. MORGAN I G. What Public Policies Should Be Developed to Deal with the Epidemic of Myopia? Optom Vis Sci，2016，93（9）：1058-1060.

14. DOLGIN E. The myopia boom. Nature，2015，519（7543）：276-278.

15. VANDERVEEN D K，KRAKER R T，PINELES S L，et al. Use of Orthokeratology for the Prevention of Myopic Progression in Children：A Report by the American Academy of Ophthalmology. Ophthalmology，2019，126（4）：623-636.

16. CHEUNG S W，BOOST M V，CHO P. Pre-treatment observation of axial elongation for evidence-based selection of children in Hong Kong for myopia control. Cont Lens Anterior Eye，2019，42（4）：392-398.

17. LEE E J，LIM D H，CHUNG T Y，et al. Association of Axial Length

Growth and Topographic Change in Orthokeratology. Eye Contact Lens, 2018, 44(5): 292-298.

18. HU Y, WEN C, LI Z, et al. Areal summed corneal power shift is an important determinant for axial length elongation in myopic children treated with overnight orthokeratology. Br J Ophthalmol, 2019, 103（11）: 1571-1575.

19. GIFFORD P, TRAN M, PRIESTLEY C, et al. Reducing treatment zone diameter in orthokeratology and its effect on peripheral ocular refraction. Cont Lens Anterior Eye, 2020, 43（1）: 54-59.

20. BULLIMORE M A, SINNOTT L T, JONES-JORDAN L A. The risk of microbial keratitis with overnight corneal reshaping lenses. Optom Vis Sci, 2013, 90（9）: 937-944.

21. WALLINE J J. Myopia Control: A Review. Eye Contact Lens, 2016, 42（1）: 3-8.

22. LI S M, KANG M T, WU S S, et al. Studies using concentric ring bifocal and peripheral add multifocal contact lenses to slow myopia progression in school-aged children: a meta-analysis. Ophthalmic Physiol Opt, 2017, 37（1）: 51-59.

23. CHAMBERLAIN P, PEIXOTO-DE-MATOS S C, LOGAN N S, et al. A 3-year Randomized Clinical Trial of MiSight Lenses for Myopia Control. Optom Vis Sci, 2019, 96（8）: 556-567.

24. BERNTSEN D A, KRAMER C E. Peripheral defocus with spherical and multifocal soft contact lenses. Optom Vis Sci, 2013, 90（11）: 1215-1224.

25. WILDSOET C F, CHIA A, CHO P, et al. IMI-Interventions Myopia Institute: Interventions for Controlling Myopia Onset and Progression Report. Invest Ophthalmol Vis Sci, 2019, 60（3）: M106-M131.

26. HUANG J, WEN D, WANG Q, et al. Efficacy Comparison of 16 Interventions for Myopia Control in Children: A Network Meta-analysis. Ophthalmology, 2016, 123 (4): 697-708.

27. ARUMUGAM B, MCBRIEN N A. Muscarinic antagonist control of myopia: evidence for M4 and M1 receptor-based pathways in the inhibition of experimentally-induced axial myopia in the tree shrew. Invest Ophthalmol Vis Sci, 2012, 53 (9): 5827-5837.

28. CHIA A, CHUA W H, CHEUNG Y B, et al. Atropine for the treatment of childhood myopia: safety and efficacy of 0. 5%, 0. 1%, and 0. 01% doses (Atropine for the Treatment of Myopia 2). Ophthalmology, 2012, 119 (2): 347-354.

29. YAM J C, LI F F, ZHANG X, et al. Two-Year Clinical Trial of the Low-Concentration Atropine for Myopia Progression (LAMP) Study: Phase 2 Report. Ophthalmology, 2020, 127 (7): 910-919.

30. CHIA A, LU Q S, TAN D. Five-Year Clinical Trial on Atropine for the Treatment of Myopia 2: Myopia Control with Atropine 0. 01% Eyedrops. Ophthalmology, 2016, 123 (2): 391-399.

31. COOPER J, EISENBERG N, SCHULMAN E, et al. Maximum atropine dose without clinical signs or symptoms. Optom Vis Sci, 2013, 90 (12): 1467-1472.

32. KAYMAK H, FRICKE A, MAURITZ Y, et al. Short-term effects of low-concentration atropine eye drops on pupil size and accommodation in young adult subjects. Graefes Arch Clin Exp Ophthalmol, 2018, 256 (11): 2211-2217.

33. FU A, STAPLETON F, WEI L, et al. Effect of low-dose atropine on myopia progression, pupil diameter and accommodative amplitude: low-dose

atropine and myopia progression. Br J Ophthalmol，2020.

34. EL-NIMRI N W，ZHANG H，WILDSOET C F. The effect of part-time wear of 2-zone concentric bifocal spectacle lenses on refractive error development & eye growth in young chicks. Exp Eye Res，2019，180：184-191.

35. YANG Z，LAN W，GE J，et al. The effectiveness of progressive addition lenses on the progression of myopia in Chinese children. Ophthalmic Physiol Opt，2009，29（1）：41-48.

36. CORRECTION OF MYOPIA EVALUATION TRIAL 2 STUDY GROUP FOR THE PEDIATRIC EYE DISEASE INVESTIGATOR GROUP. Progressive-addition lenses versus single-vision lenses for slowing progression of myopia in children with high accommodative lag and near esophoria. Invest Ophthalmol Vis Sci，2011，52（5）：2749-2757.

37. KANDA H，OSHIKA T，HIRAOKA T，et al. Effect of spectacle lenses designed to reduce relative peripheral hyperopia on myopia progression in Japanese children：a 2-year multicenter randomized controlled trial. Jpn J Ophthalmol，2018，62（5）：537-543.

38. LAM C S Y，TANG W C，TSE D Y Y，et al. Defocus Incorporated Multiple Segments（DIMS）spectacle lenses slow myopia progression：a 2-year randomised clinical trial. Br J Ophthalmol，2020，104（3）：363-368.

39. ZHANG H Y，LAM C S Y，TANG W C，et al. Defocus Incorporated Multiple Segments Spectacle Lenses Changed the Relative Peripheral Refraction：A 2-Year Randomized Clinical Trial. Invest Ophthalmol Vis Sci，2020，61（5）：53.

出版者后记

Postscript

科学技术文献出版社自1973年成立即开始出版医学图书，40余年来，医学图书的内容和出版形式都发生了很大变化，这些无一不与医学的发展和进步相关。《中国医学临床百家》从2016年策划至今，感谢600余位权威专家对每本书、每个细节的精雕细琢，现已出版作品近百种。2018年，丛书全面展开学科总主编制，由各个学科权威专家指导本学科相关出版工作，我们以饱满的热情迎来了《中国医学临床百家》丛书各个分卷的诞生，也期待着《中国医学临床百家》丛书的出版工作更加科学与规范。

近几年，中国的临床医学有了很大的发展，在国际医学领域也开始崭露头角。以北京天坛医院牵头的CHANCE研究成果改写美国脑血管病二级预防指南为标志，中国一批临床专家的科研成果正在走向世界。但是，这些权威临床专家的科研成果多数首先发表在国外期刊上，之后才在国内期刊、会议中展现。如果出版专著，又为多人合著，专家个人的观点和成果精华被稀释。为改变这种零落的展现方式，作为科技部主管的唯一一家出版机构，我们有责任为中国的临床医生提供一个系统展示临床研究成果的舞台。为此，我们策划出版了这套高端医学专著——《中国医学临床百家》丛书。

"百家"既指临床各学科的权威专家，也取百家争鸣之义。

丛书中每一本书阐述一种疾病的最新研究成果及专家观点，按年度持续出版，强调医学知识的权威性和时效性，以期细致、连续、全面展示我国临床医学的发展历程。与其他医学专著相比，本丛书具有出版周期短、持续性强、主题突出、内容精练、阅读体验佳等特点。在图书出版的同时，同步通过万方数据库等互联网平台进入全国的医院，让各级临床医师和医学科研人员通过数据库检索到专家观点，并能迅速在临床实践中得以应用。

在与作者沟通过程中，他们对丛书出版的高度认可给了我们坚定的信心。北京协和医院邱贵兴院士说"这个项目是出版界的创新……项目持续开展下去，对促进中国临床学科的发展能起到很大作用"。北京大学第一医院霍勇教授认为"百家丛书很有意义"。我们感谢这么多临床专家积极参与本丛书的写作，他们在深夜里的奋笔，感动着我们，鼓舞着我们，这是对本丛书的巨大支持，也是对我们出版工作的肯定，我们由衷地感谢作者的支持与付出！

在传统媒体与新兴媒体相融合的今天，打造好这套在互联网时代出版与传播的高端医学专著，为临床科研成果的快速转化服务，为中国临床医学的创新及临床医师诊疗水平的提升服务，我们一直在努力！

科学技术文献出版社

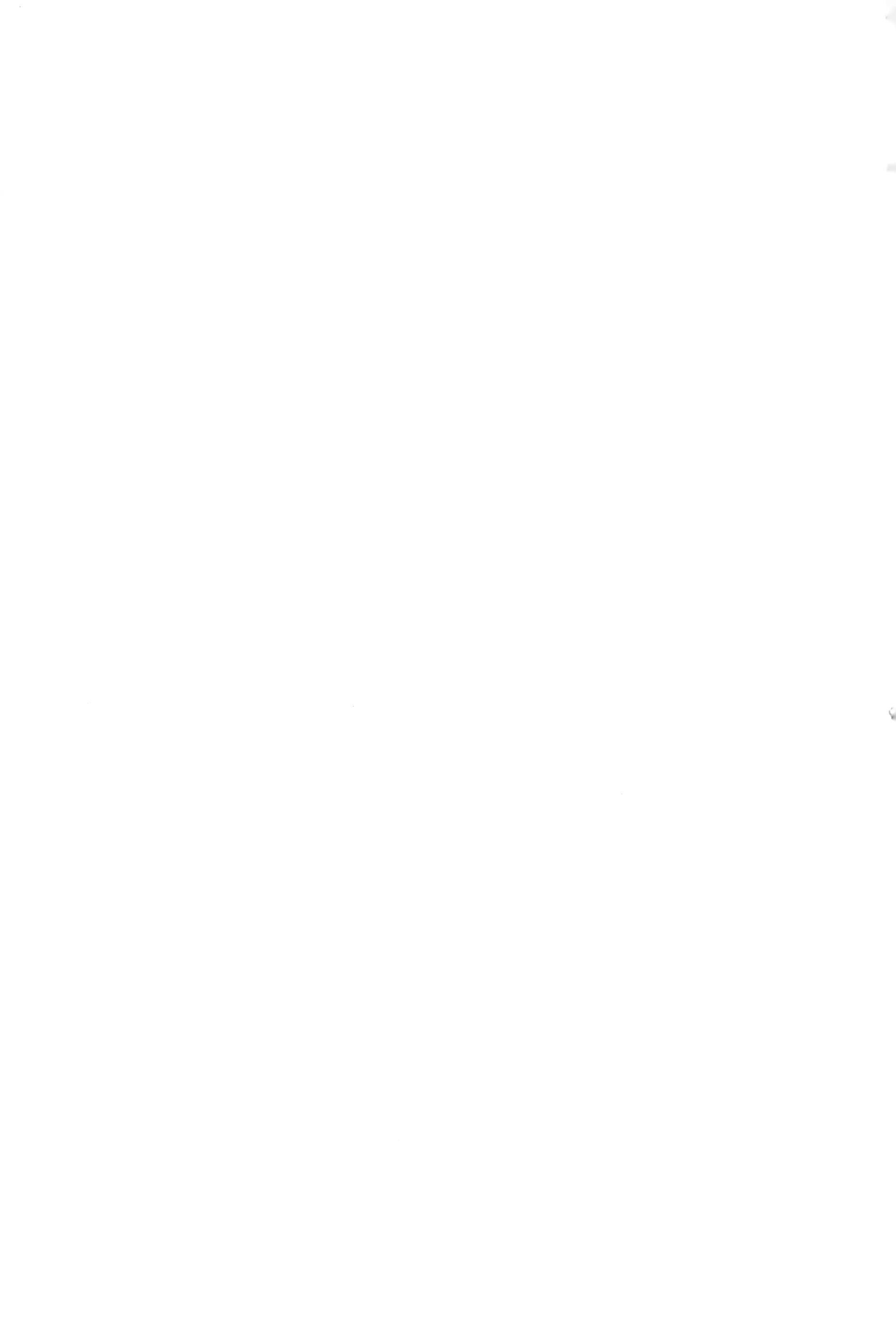